7/2022

DISCARD

MI MÉTODO

para llevar una vida saludable

MI MÉTODO

Pilar Rubio

para llevar una vida saludable

Elisa Blázquez · Caroline Correia · Noe Todea

Grijalbo

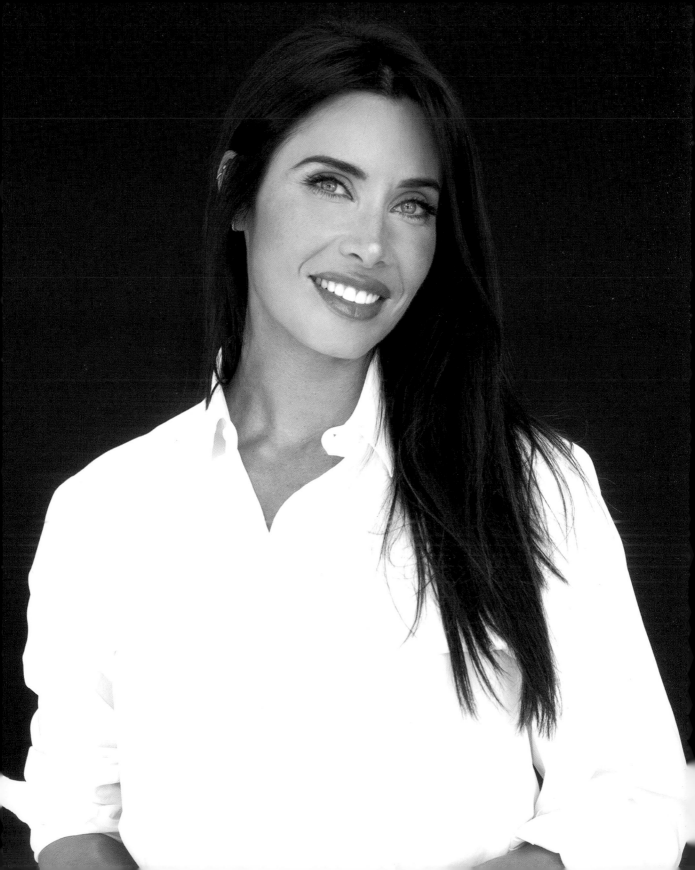

INTRODUCCIÓN

Siempre es emocionante empezar un libro nuevo. Tienes tanta información que compartir, tantas ganas de que el mensaje llegue a todo el mundo y de poder ayudar, que no sabes por dónde empezar.

Creo que la manera más directa de comunicarnos con todas vosotras para ayudaros a buscar el bienestar y el bioequilibrio en las distintas fases de la vida es abrir la puerta de la experiencia y la profesionalidad.

A veces vivimos tan deprisa que no nos detenemos a valorar cómo hemos ido evolucionando a lo largo de los años; tengo la sensación de que, poco a poco, he ido cambiando mi forma de pensar en muchos aspectos. Cuando eres adolescente crees que tienes muy claro lo que te gusta y hacia dónde quieres ir, pero con el paso de los años te vuelves más permeable, tu mente se abre y cuestionas verdades que creías absolutas para dar paso a un desarrollo personal más firme y práctico.

La experiencia, el propio juicio, el ensayo/error y las ganas de aprender nos ayudan a formar nuestra personalidad. En estos últimos años he buscado mantenerme en equilibrio y sentirme bien, y para ello he ido cambiando algunos hábitos.

A veces no somos conscientes de que, para dar lo mejor de nosotras mismas, necesitamos estar sanas a nivel mental y físico. Si no nos cuidamos y no escuchamos las alertas que nos da nuestro cuerpo, no podremos sentirnos completas, fuertes, equilibradas y ofrecer nuestra mejor versión a los que nos rodean.

Esta búsqueda constante de la plenitud no aparece por casualidad, hay que trabajarla, y yo siempre seguiré forzando un poco los límites para tratar de mejorar.

El momento en que modifiqué la forma de afrontar el día a día cambió mi vida para siempre. Una frase que me repito cada mañana cuando me levanto es «Vas a tener que hacerlo, así que intenta disfrutarlo. Hoy es un gran día para dar un paso hacia delante». En resumen, empecé a POSITIVIZAR cada acción diaria, a buscar el beneficio en lo cotidiano, a crearme unas rutinas que me llevasen a escuchar mi yo interior, a trabajar la atención plena y a intentar gestionar los pensamientos negativos que a veces aparecen, para no dejar que me dominaran.

Tengo que confesar que es algo que se consigue con CONSTANCIA. No es fácil, yo sigo en ello, pero si nos lo proponemos, podemos. Las prisas y la impaciencia han sido mis grandes enemigos durante años y, poco a poco, voy dominándolos. Al final, tienes que ir ganando batallas día a día, construyendo unos cimientos sólidos para pisar en firme y con seguridad. Yo he sido una persona responsable y dedicada en mi profesión, pero un desastre en mi vida interior; nunca me he escuchado. Todas las mujeres tenemos una fortaleza interior ilimitada, somos capaces de tirar hacia delante con todo lo que se ponga en nuestro camino, pero, a veces, nuestro cuerpo dice «¡basta!». Entonces tenemos que parar y recuperarnos. Todo esto me ha llevado a la conclusión de que tenemos que ser un poco egoístas y pensar en nuestra salud física y mental para luego poder ser generosas con nuestro entorno y nuestra familia.

La vida de cada persona es compleja: interactuamos con nuestra familia, con nuestros compañeros de trabajo, amistades y demás; somos estudiantes, trabajadoras, madres, hijas, amigas...; tenemos muchas facetas e interpretamos varios papeles, pero no debemos olvidar que también somos NOSOTRAS MISMAS. Creo que es importante que no descuidemos nuestra individualidad.

Yo cambié el chip en mi primer embarazo; tenía dos cosas muy claras:

1. Después de dar a luz quería seguir siendo mujer y no solo mamá.

2. Tenía que ser fuerte y estar sana y feliz para poder dar lo mejor de mí a mi hijo.

Así que me dediqué a informarme sobre los cuidados durante el embarazo, los problemas físicos que algunas mamás habían tenido, cómo había cambiado la atención que se les prestaba a las embarazadas con respecto a generaciones anteriores, cómo había mejorado el tratamiento enfocado a evitar las lesiones crónicas que en otros momentos se producían simplemente por falta de información. No quería dar un paso en falso, no quería tener que arrepentirme toda la vida de no haber hecho las cosas bien, porque quería tener más hijos y quería seguir ejerciendo mi profesión. Y, sobre todo, si estaba en mi mano, no quería que hubiera más mujeres que tuvieran que padecer las secuelas físicas de la falta de una orientación adecuada. Por eso, cuando di a luz a mi segundo hijo, mi fisioterapeuta, Caroline Correia, y yo escribimos nuestro primer manual para cuidarse durante el embarazo y después de él; ya va por su cuarta edición. Esta publicación nos deparó muchas alegrías, pues recibíamos las impresiones de mujeres que lo habían leído y a las que les había servido como guía para llevar su gestación y recuperación. Fue una simbiosis muy acertada, ya que el libro aúna los novedosos conocimientos profesionales de Caroline Correia y los resultados en su paciente, que era yo. Creo que la mejor manera de ver si algo funciona es probándolo en ti misma, siempre contando con el asesoramiento de los mejores profesionales.

Poco a poco me di cuenta de que mi cuerpo agradecía que lo hubiera tratado bien y que lo hubiera «escuchado». Me sentía más activa, más feliz y más capaz. Me recuperé en poco tiempo, gané confianza en mí misma y vi claro mi camino: cuidarme yo hacía que pudiera cuidar mejor de los demás. Así que retomé de manera sagrada mis entrenamientos con Noe Todea, la mejor entrenadora que podía tener. Ella consiguió que viera el deporte como algo divertido y beneficioso, me ayudó en momentos de bajón cuando yo no creía en mis posibilidades. La empatía y la comprensión de tu entrenador son lo que marca la diferencia y hace que te enganches a practicar deporte. Noe irradia energía y optimismo, busca siempre el punto extra de beneficio en los entrenamientos; es minuciosa hasta la perfección absoluta y emplea las técnicas más vanguardistas para conseguir resultados. El aprendizaje constante del alumno y la formación del profesor son la única herramienta para evolucionar.

Pero cada persona es como una ficha de Trivial que hay que completar con todos los «quesitos» para llegar al bienestar total. Además, ¡están hiperconectados! Por ejemplo, para optimizar tu entrenamiento tienes que adoptar una buena postura, descansar, tener propiocepción y un correcto mecanismo de respiración; solo así el resultado de cada movimiento será el mejor posible.

También es muy importante tu actitud, dedicar un tiempo a cuidar la mente e intentar no somatizar los problemas. Parece mentira, pero la cabeza ejerce una gran influencia en nuestro estado físico y los problemas merman inconscientemente nuestra energía. Os lo digo por experiencia; este «quesito» es el más complicado para mí, por eso creo que no debemos recurrir a la ayuda psicológica y terapéutica solo cuando tengamos problemas, pues es una herramienta de la que también disponemos para estar sanos. Cada vez que voy a visitar a Víctor, mi coach, salgo con la sensación de estar flotando; es como quitarme una mochila que no me pertenece. Hablando con muchas mujeres, veo que han encontrado también una gran ayuda en la meditación y por ello es uno de los temas que también abordaremos en nuestro manual.

Pero nunca vamos a sacar el cien por cien de nosotras si no tenemos una buena rutina de alimentación. No vamos a hablar de dieta, sino de comer bien. La palabra «dieta» se asocia al sacrificio y a algo negativo, y esa no es la mejor forma de enfocar algo que tenemos que hacer todos los días, ¿no crees? Para sentirnos bien y sanas, nuestra alimentación no puede basarse en sufrir comiendo lechuga y pollo a la plancha, rotundamente no. Hay que disfrutar comiendo sano y variado. Si sabes cómo, vas a disfrutar al hacerlo bien.

Yo era un caos con la alimentación, comía cuando podía y lo que podía, la mayoría de las veces a deshora y productos ultraprocesados; es decir, mal, muy mal. Sabía que no me iba a servir de mucho entrenar como una bestia si luego no iba a recompensar a mi musculatura con nutrientes de calidad. La alimentación es tan importante como el ejercicio o incluso más que este. Es esencial para las fibras, la piel y para que la cabeza funcione a la perfección. Lo que comas puede ser tu medicina o tu veneno. Por eso me puse en contacto con Elisa Blázquez, nutricionista, que me descubrió un mundo infinito de posibilidades. Investiga y analiza el impacto de lo que comemos en nuestro organismo, cómo afecta a nuestras defensas y la relación de los alimentos con nuestra microbiota intestinal. Personaliza los menús conforme a las necesidades de cada persona; por eso yo noté un gran cambio cuando empecé a aplicar su método. Con mis entrenamientos y comiendo bien obtuve mejores resultados; mi cuerpo fue desinflamándose y mi musculatura, que ya estaba desarrollada gracias a los entrenamientos, se definió más. Además, no he vuelto a enfermar, mis defensas también notaron este cambio.

Comer bien también se refleja en la piel; no vale de mucho que usemos cremas superbuenas si luego no nos nutrimos por dentro. También queremos hablar de belleza y de estética porque vernos bien nos gusta.

Durante estos meses he entrevistado a grandes referentes de la psicología, la sexología, el mindfulness, la cirugía, la ginecología, la estética y la neurología, para que encuentres respuesta a todas tus dudas, que serán parecidas a las que en su momento me surgieron a mí.

Estos, diría yo, son mis pilares, los responsables de mi cambio de hábitos y de lo feliz que me siento por ello. Por eso este elenco de expertas, como profesionales, y yo con mi experiencia personal hemos recopilado nuestro método en estas páginas. Nuestra intención es que dispongas, de una forma directa y sencilla, de todo lo que nos ha ayudado a sentirnos mejor para que optimices tu esfuerzo y consigas mejores resultados. Es una guía que te acompañará toda la vida y te ayudará a evitar limitaciones futuras y a sacar lo mejor de ti.

Pilar Rubio

ETAPA

Capítulo 1

ETAPA FÉRTIL

FÉRTIL

Nuestra naturaleza femenina es un tesoro fascinante que nos abre la mente a un mundo nuevo de auto-conocimiento. La vida de la mujer es un viaje lleno de cambios vitales marcados por la madurez sexual, la maternidad, los cambios corporales y las inquietudes de cada década. Conocer nuestro desarrollo más a fondo nos ayuda a alcanzar la plenitud de cada etapa.

Queremos recorrer contigo toda la edad fértil desde una perspectiva científica pero a la vez instructiva e intuitiva. ¿Te animas a emprender este viaje con nosotras?

EL CICLO MENSTRUAL

La edad fértil empieza con la primera menstruación o menarquia, y termina con la menopausia. Nuestro cuerpo experimenta cambios con los años, pero, además, las mujeres somos cíclicas y cada mes pasamos por distintas fases condicionadas por una orquesta hormonal precisa y acompasada.

Nuestro ciclo menstrual tiene dos fases, que están separadas por el momento de la ovulación. Este ciclo no es igual en todas las mujeres y cambia a lo largo de nuestra vida. Puede ser más o menos regular, largo o corto, y aun así considerarse un ciclo sano y normal.

El ciclo menstrual puede durar entre 21 y 35 días. Para saber si nuestro ciclo se produce con normalidad, lo más importante es que haya ovulación, que es cuando el óvulo madura y sale del ovario. La ovulación es el momento más importante, dicta el cambio de fase y propicia los cambios hormonales cíclicos en la etapa fértil de la mujer.

Signos de posibles desequilibrios hormonales que debemos revisar con nuestro ginecólogo:
- Sangrados largos de más de 7 días y muy abundantes.
- Menstruaciones muy dolorosas. Tener leves molestias no es lo mismo que dolor, ¡la regla no debe doler!
- Ciclos de más de 35 días o de menos de 21.
- Síndrome premenstrual fuerte (dolor, retención de líquidos, tristeza, irritabilidad, insomnio, etc.) durante varios ciclos seguidos.

FASES DEL CICLO

1. La fase folicular comienza con la menstruación y termina con la ovulación. Puede durar de 10 a 22 días.
2. La fase lútea empieza cuando el óvulo sale del ovario y termina cuando comienza la menstruación. Puede durar entre 9 y 16 días.

¿Puedo tener ciclos anovulatorios?

Sí, es posible; se trata de un desequilibrio multifactorial que debe estudiarse en cada mujer y que está íntimamente relacionado con el estrés, la alimentación y el estilo de vida. El balance hormonal está coordinado con todo el equilibrio orgánico; si mi cuerpo interpreta que hay una situación de estrés que no es adecuada para concebir, paraliza el proceso de maduración del ovocito.

Los ciclos menstruales irregulares, los sangrados anormales, los cambios en la temperatura basal y el moco cervical, y el déficit de progesterona son algunas de las maneras de diagnosticar la falta de ovulación.

- Los ciclos menstruales que tenemos cuando tomamos la píldora anticonceptiva también son anovulatorios.

FASE FOLICULAR

La primera fase del ciclo menstrual comienza con la eliminación del endometrio: la menstruación. Esto quiere decir que el ovocito no se ha fecundado y la gruesa capa de mucosa que estaba esperando albergar un embrión se elimina.

Esta fase se llama «folicular» porque en ella se desarrollan los folículos, las cavidades del ovario que contienen el óvulo no desarrollado. Tras la menstruación, numerosos folículos primordiales inician el desarrollo para madurar un ovocito. El ovario empieza a producir gran cantidad de estradiol, la hormona encargada de que se forme un único ovocito maduro en cada ciclo. Además, favorece el crecimiento del endometrio y lo prepara para la concepción.

ALTERACIONES DEL CICLO MENSTRUAL

- DISMENORREA: reglas dolorosas.
- AMENORREA: ausencia de menstruación.
- HIPERMENORREA: reglas muy abundantes.

Todos los desequilibrios menstruales son reflejo de un problema más profundo; es decir, no son una enfermedad en sí, sino un síntoma que está provocado por alguna causa que debemos buscar y tratar para corregir el desarreglo menstrual.

OVULACIÓN

Cuando los niveles de estrógenos llegan a su punto álgido y el óvulo ha madurado, el tejido folicular se degrada y se produce la liberación del óvulo hacia las trompas de Falopio. Este proceso puede durar entre 24 y 36 horas. En este momento estamos en los días más fértiles del ciclo.

FASE LÚTEA

Cuando el óvulo se libera, el folículo roto (cavidad del ovario) se cierra y se desarrolla el cuerpo lúteo, que secreta progesterona y se encarga de preparar el endometrio para que el óvulo se adhiera a él en el caso de que haya fecundación. Si el óvulo no se fertiliza, el cuerpo lúteo se degenera y deja de producir progesterona. También se reduce la cantidad de estrógenos, el endometrio se descompone y se desprende, y se produce la menstruación.

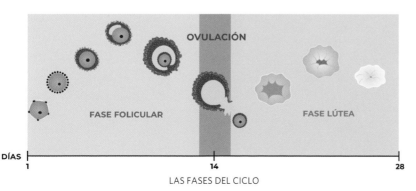

OVULACIÓN

FASE FOLICULAR

FASE LÚTEA

DÍAS 1 · 14 · 28

LAS FASES DEL CICLO

Curiosidad. ¿Sabías que el óvulo no fecundado no se elimina en la menstruación? Se destruye y se reabsorbe; lo que eliminamos en la menstruación es el endometrio.

ORQUESTA HORMONAL

El sistema hormonal es como una orquesta que trabaja armónicamente. Para que los ovarios se pongan en marcha y atraviesen las distintas fases del ciclo, reciben señales que vienen de los centros de control del cuerpo.

El hipotálamo, una región pequeña del cerebro, pero muy importante para el equilibrio orgánico, produce la hormona liberadora de gonadotropina (GnRH), que a su vez estimula a la hipófisis para que produzca las hormonas LH y FSH, encargadas de liderar el ciclo menstrual y la actividad ovárica.

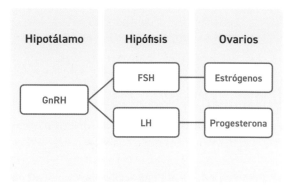

SISTEMA HIPOTÁLAMO-HIPOFISARIO

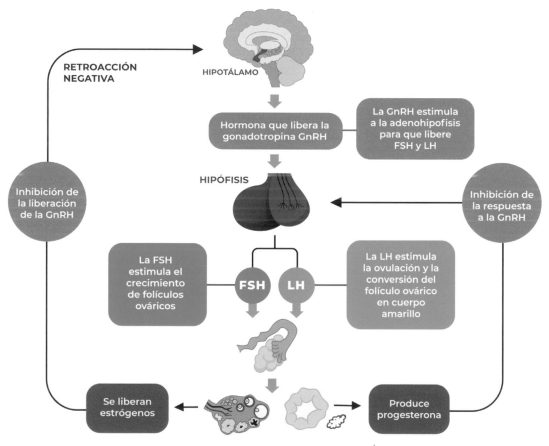

EJE HIPOTÁLAMO-HIPOFISARIO-GONADAL

¿QUÉ FUNCIONES TIENEN LAS DISTINTAS HORMONAS?

A continuación, detallamos las 4 hormonas del cuerpo femenino y sus funciones.

Las «directoras de orquesta»

Las hormonas hipofisarias tienen un papel importante en el desarrollo del ciclo menstrual.

- **Hormona FSH o foliculoestimulante:** Es la que dirige la primera parte del ciclo menstrual. Como su nombre indica, estimula los folículos para que maduren. También estimula la producción de estrógenos en el cuerpo de la mujer.
- **Hormona LH o luteinizante:** Se produce justo antes de la ovulación, cuando detecta que los niveles de estrógenos están elevados y da la señal para que el ovocito maduro se libere. Facilita la secreción de progesterona en la segunda fase del ciclo, avisando al cuerpo de que estamos listas para la fecundación.

Las «instrumentales»

Los ovarios son las glándulas femeninas, o hormonas gónadas, que se encargan de producir el óvulo para ser fecundado. A su vez, producen dos tipos de células sexuales femeninas, los estrógenos y la progesterona.

- **La «hormona de la feminidad»:** Los estrógenos son los protagonistas de la primera fase del ciclo y es la hormona femenina por excelencia, que participa en el desarrollo de los caracteres sexuales de la mujer y se encarga de multitud de funciones a lo largo de nuestra vida fértil. Además de conseguir que cada mes madure un ovocito que pueda ser fecundado, es una hormona que actúa sobre otros sistemas y tejidos del cuerpo, nos protege y favorece la mineralización ósea, la salud cardiovascular, mejora el estado de nuestra piel, el sueño y el metabolismo.
- **Existen distintos tipos de estrógenos:** estrona, estradiol y estriol. El estradiol es el más predominante y se produce en los ovarios, aumenta la libido y mejora el ánimo, lo que contribuye a que tengamos niveles óptimos de serotonina y dopamina.
- **La «hormona del equilibrio y la calma»:** La progesterona es la protagonista de la segunda fase del ciclo. Se encarga de prepararnos para el embarazo (progestación). Esta hormona compensa los efectos del estrógeno; ambas tienen efectos antagónicos. Además, se encarga de preparar el revestimiento del útero para la implantación del óvulo si llega a fertilizarse.

La progesterona también tiene efecto calmante. Se convierte en un neuroesteroide llamado «alopregnanolona», que actúa como modulador del GABA, un neurotransmisor inhibitorio que nos ayuda a controlar el miedo y la ansiedad.

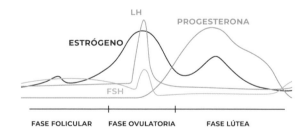

ESTRÓGENO	PROGESTERONA
La amiga coqueta, divertida, cautivadora y fuerte. Nos hace sentir llenas de vida y más bellas.	La amiga conciliadora y calmante. Contrarresta los efectos del estrógeno y nos ayuda a sentirnos en equilibrio.

Esta melodía armónica de hormonas puede alterarse por muchos motivos, como la alimentación, el estrés psicológico o fisiológico, la falta de descanso, el ambiente, ciertos tóxicos, etc. En este libro vamos a aprender cómo actuar positivamente sobre el equilibrio hormonal para que se produzca con normalidad.

¿Y qué pasa con la testosterona?

La testosterona es una hormona fundamental para la mujer. El estradiol se produce a partir de ella y está relacionada con la salud cardiovascular, musculoesquelética, la función cognitiva, el deseo sexual y la libido de la mujer.

El uso de anticonceptivos durante largos períodos, la falta de ejercicio de intensidad y una dieta baja en grasas se relaciona con la disminución de la testosterona en mujeres.

Otro desequilibrio ocurre cuando se trata de un exceso de testosterona, un indicador de un posible síndrome de ovario poliquístico.

HIPERESTROGENISMO

Se trata de un disbalance hormonal frecuente que se caracteriza por la predominancia estrogénica, bien por una elevación de los mismos o bien por la disminución de la progesterona. Este desequilibrio puede estar propiciado por los siguientes motivos:

- Eliminación deficiente de estrógenos
- Niveles bajos de progesterona por ciclos anovulatorios o perimenopausia
- Excesiva producción de estrógenos
- Xenoestrógenos, sustancias químicas que tienen una estructura similar a los estrógenos y son capaces de acoplarse en sus receptores

El hiperestrogenismo es uno de los motivos frecuentes del síndrome premenstrual y en este caso, es necesario realizar un tratamiento personalizado para analizar las causas y equilibrar la predominancia de estrógenos.

ALIMENTOS QUE CONTRIBUYEN AL EQUILIBRIO DE LOS ESTRÓGENOS

Frenar la producción excesiva de estrógenos	Tenemos una enzima llamada «aromatasa» que se encarga de la producción endógena de estrógenos; algunos alimentos nos ayudan a controlar su actividad: lino, sésamo, apio, espárragos, champiñones, frutos secos.
Correcta eliminación de estrógenos	Consumir alimentos que favorezcan la detoxificación hepática y la metilación de los estrógenos y el equilibrio de la microbiota intestinal: brócoli, remolacha, apio, alcachofas, verduras de hoja verde, manzana, granada, uvas, limón, lima.

¿QUÉ CAMBIOS EXPERIMENTA MI CUERPO DURANTE EL CICLO MENSTRUAL?

Los cambios hormonales condicionan cambios a nivel orgánico. Os contamos como afectan a nuestra piel y los niveles de energía y vitalidad.

PIEL

Los estrógenos se asocian a una producción mayor de colágeno, al grosor de la piel y a la hidratación.

En la primera fase del ciclo, nuestra piel suele estar más tersa e hidratada; en la fase lútea aumenta la secreción de las glándulas sebáceas, la sudoración, debido a que la progesterona eleva la temperatura corporal, y es posible que la piel esté más seca. Estas variaciones pueden ser muy leves o más acusadas en función de muchos factores, por ejemplo, en mujeres con SOP (síndrome de ovario poliquístico) los andrógenos pueden estar elevados, lo que favorece el acné y un aumento de la vellosidad.

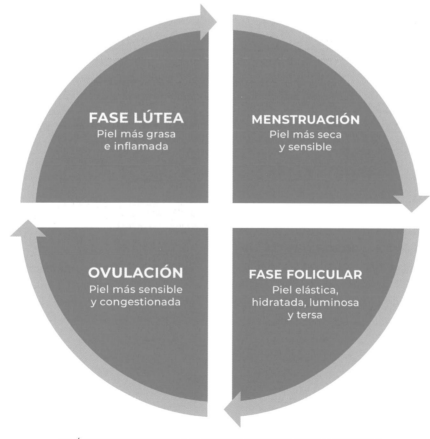

FASE LÚTEA
Piel más grasa
e inflamada

MENSTRUACIÓN
Piel más seca
y sensible

OVULACIÓN
Piel más sensible
y congestionada

FASE FOLICULAR
Piel elástica,
hidratada, luminosa
y tersa

¿QUÉ CAMBIOS EXPERIMENTA MI CUERPO DURANTE EL CICLO MENSTRUAL?

NIVELES DE ENERGÍA

Nuestros niveles de energía se encuentran en su punto álgido en la primera mitad del ciclo. El estrógeno tiene un efecto positivo en el humor y la fuerza, por lo que es la mejor fase para el ejercicio de musculación más intenso. Esto no quiere decir que después de la ovulación no puedas hacerlo; el autocuidado marcará la diferencia en ambas fases. Lógicamente, el ánimo y la resistencia física dependen también de agentes exógenos, de la calidad del sueño y de nuestra nutrición, así que el secreto está en cuidarse con consciencia para tener energía en todas las fases del ciclo.

ANATOMÍA IMPRESCINDIBLE

En este apartado hablaremos de las dos partes que son importantes que las cuidemos y las ejercitemos: el llamado *core* o conjunto de musculaturas profundas y el suelo pélvico. Para ambos sistemas musculares hemos diseñado unos ejercicios que puedes practicar en cualquier fase de tu vida.

EL *CORE*

Core es una palabra del inglés quiere decir «centro» o «núcleo». Y hace referencia al centro de fuerza del cuerpo que se encuentra en la zona abdominal y lumbar y la zona pélvica. El *core* está formado por un conjunto de musculatura profunda responsable, sobre todo, de ofrecer estabilidad al cuerpo:

- **Cuadrado lumbar:** Su función es estabilizar la pelvis y darnos equilibrio. También está involucrado en la extensión de la columna; por tanto, una contractura en este músculo dificulta que nos mantengamos erguidos. Otra función, por su activación unilateral, es inclinar el tronco hacia un costado, acercándolo hacia la pelvis. Además, también funciona como asistente en la inspiración durante el ciclo de la respiración.

- **Diafragma:** Facilita vías de comunicación entre los niveles torácico y abdominal, y, por ello, es un punto de cruces de cadenas musculares. Es de especial importancia que esta musculatura permanezca libre para desempeñar su principal función, la respiración. La dificultad respiratoria tendrá repercusiones sobre la musculatura esquelética, así como en la visceral, lo que puede provocar dolores, malas digestiones, mala circulación y aumento de la presión intraabdominal, que podría desencadenar en hernias discales, prolapsos genitales o incontinencia.

- **Multífidos:** Son pequeños músculos que están al lado de las vértebras y cuya función es mantener la estabilidad. Una falta de movilidad de estos músculos podrá provocar dolores o molestias en la espalda, que alterarían nuestro equilibrio.

- **Transverso abdominal:** El transverso tiene como función principal la contención de las vísceras abdominales, y también es de fundamental importancia para el equilibrio de las presiones dentro del abdomen.

- **Oblicuo interno:** Participa en la rotación y ayuda en la estabilización del tronco.

- **Suelo pélvico:** Es un conjunto muscular que desempeña un papel importante en nuestra continencia urinaria y fecal y en sujetar las vísceras pélvicas. También participa de la función sexual y la estabilidad corporal. Esta musculatura tapa la parte baja de la pelvis y muchas veces es víctima de las disfunciones de otras musculaturas del *core*.

- **Iliopsoas:** El músculo psoas se puede considerar uno de los principales músculos esqueléticos del cuerpo humano. Es un músculo postural que desempeña un papel importante en la estabilidad corporal; una alteración en esta musculatura podrá modificar nuestro centro de gravedad haciendo que la columna lumbar/pélvica pierda su neutralidad y exponiendo la musculatura del suelo pélvico a presiones.

¿Qué conlleva el trabajo del *core*?

Supone trabajar una buena postura y mantener una respiración adecuada. Esta asociación es clave para aquellos que desean gozar de una buena musculatura profunda, tan importante para la prevención de patologías como dolores de espalda, incontinencia urinaria, hernias discales, prolapsos genitales o diástasis abdominal.

El trabajo de la musculatura profunda se basa sobre todo en estiramientos, reeducación postural, mejora de la respiración y concentración.

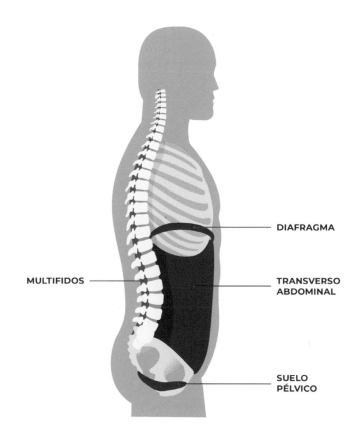

DIAFRAGMA

MULTIFIDOS

TRANSVERSO ABDOMINAL

SUELO PÉLVICO

NUESTRA COLUMNA VERTEBRAL

Mantén el *core* sano con estos sencillos estiramientos

LIBERA TU DIAFRAGMA

Postura inicial: Tumbada boca arriba, con las dos manos rodeando las costillas.

Acción: Durante la inspiración, acompaña el movimiento; después, espira e intenta agarrar las costillas (llevando los dedos hacia dentro). Inspira y mantén el estiramiento, espira e intenta agarrar aún más las costillas. Cuando ya no puedas introducir más los dedos, deslízalos hacia el final de las costillas.

Repeticiones: 5 veces en cada lado.

Para entender mejor este ejercicio consulta las páginas 126-127.

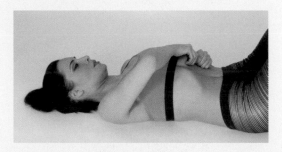
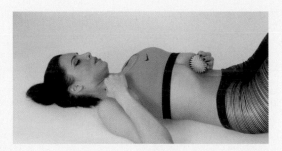

PSOAS

Postura inicial: Dejamos una rodilla apoyada en el suelo mientras pasamos la otra pierna hacia delante.

Acción: Desplaza el cuerpo hacia delante como un bloque mientras sueltas el aire. Quédate hacia delante llevando una respiración fluida.

Repeticiones: Mantén la postura unos 30 segundos.

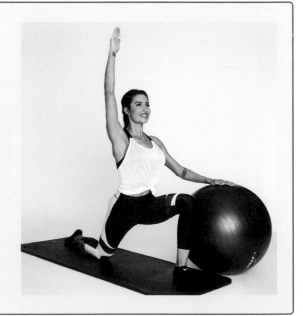

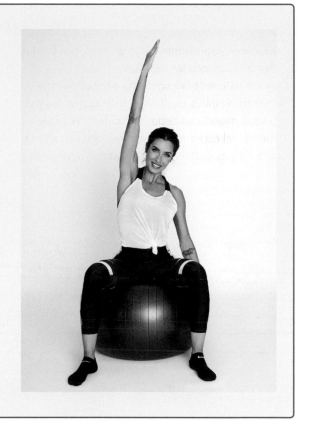

ESTIRAMIENTO CUADRADO LUMBAR

Postura inicial: Sentada en una silla o fitball, con las piernas separadas a la anchura de la cadera.
Acción: Brazo estirado hacia arriba, intenta estirarlo hacia el techo y hacia el lateral.
Repetición: Mantén la postura 30 segundos de cada lado.

EL SUELO PÉLVICO

El suelo pélvico es un conjunto de músculos y ligamentos que cierra la parte inferior del abdomen; es responsable de mantener los órganos pélvicos (vejiga, útero y recto) en su lugar. Ejerce su función sobre la sexualidad, la continencia urinaria/fecal y también en la postura.

Un suelo pélvico debilitado puede provocar dolor lumbar, incontinencias, prolapsos (caída de la vejiga, útero o recto) y disfunciones sexuales. Como puedes ver, es más importante de lo que pensamos y tiene mucha más relevancia de la que le damos.

El suelo pélvico se divide en musculatura superficial, cuyo principal papel se centra en nuestra sexualidad, y en musculatura profunda, la cual ejerce una función importante en nuestra continencia urinaria o fecal, en la sujeción de las vísceras pélvicas y ayuda a contrarrestar las presiones recibidas del abdomen.

La musculatura de la pelvis, como ya hemos dicho, la compone un conjunto muscular que está formado, a su vez, por fibras musculares rápidas y lentas. Las lentas o tipo I son resistentes a la fatiga, pues su función principal es mantener la continencia urinaria/fecal durante todo el día y dar estabilidad a nuestro cuerpo y al posicionamiento de nuestros órganos. Por otro lado, las fibras rápidas o tipo II se fatigan con facilidad y se activan cuando aumenta la presión intraabdominal, como, por ejemplo, con un estornudo, momento en el que las fibras del suelo pélvico se activan rápidamente para soportar el aumento de la presión dentro del abdomen y favorecer la continencia urinaria.

Las fibras tipo I, también conocidas como «tonificadas», son las que encontramos sobre todo en los músculos que componen nuestra base postural, como es el caso del suelo pélvico. Para que estas fibras se activen correctamente es básico que exista una buena alineación de la columna. En la mayoría de las ocasiones el suelo pélvico sufre por una mala postura.

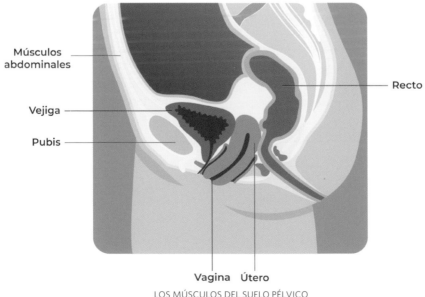

Músculos abdominales

Recto

Vejiga

Pubis

Vagina   Útero

LOS MÚSCULOS DEL SUELO PÉLVICO

A continuación, te mostraremos unos ejercicios sencillos para que empieces a entrenar la musculatura del suelo pélvico; intenta mantener la concentración durante los ejercicios. Debes comenzar el ejercicio tumbada; una vez tengas control sobre el suelo pélvico, empezarás a practicarlos sentada y, por último, de pie. Es importante que en los ejercicios no contraigas otra musculatura que no sea el suelo pélvico. La postura también es importante; es indispensable que mantengas la columna estirada y los hombros lejos de las orejas en todos los ejercicios.

EJERCICIOS PARA TODA TU VIDA: SUELO PÉLVICO Y TRANSVERSO ABDOMINAL

Antes de empezar con el ejercicio, intenta imaginarte una línea horizontal que va de un isquion al otro, y otra que vaya del pubis al coxis. Cuando pongas en práctica las contracciones del suelo pélvico, busca que estas líneas se aproximen hacia el centro de tu perineo y hacia dentro. Es importante resaltar que la contracción del suelo pélvico debe ejecutarse de manera ascendente.

TOMAR CONSCIENCIA DE TU ZONA PÉLVICA

Acción: Sentada, sopla con fuerza dentro de un globo. Sentirás que la parte inferior del abdomen (faja abdominal) se activa junto con la parte inferior de la pelvis (suelo pélvico). Estos músculos trabajan juntos.

Sentada, tose y observa qué pasa con el suelo pélvico. ¿Qué sientes? ¿El suelo pélvico va hacia arriba o hacia abajo? ¿Hay escape de orina? Si hay escape de orina o el suelo pélvico va hacia abajo, es posible que tengas una debilidad en las fibras musculares. Si hay un ascenso, tus fibras están en perfecto estado. Esta simple autovaloración es muy útil para conocer el estado de tu suelo pélvico.

En este ejercicio pondrás el perineo en una situación de contacto. Sentada, coge una toalla y póntela entre las piernas. Este ejercicio proporciona un mejor reconocimiento de la zona. Con el perineo en contacto con la toalla, imagina tus tres orificios (uretra, vagina y ano). Ahora repite el ejercicio del globo y después el de la tos. ¡Seguramente sentirás mucho mejor tu suelo pélvico! Tose fuertemente y observa qué pasa con él. ¿Sientes que se contrae?

EJERCITA TU SUELO PÉLVICO

1. Contracción derecha e izquierda

Postura inicial: Túmbate con las piernas flexionadas.

Acción: Pon una mano en la parte interna de cada isquión. Luego, haz una pequeña contracción del suelo pélvico (cortando las ganas de orinar) e imagina una línea entre una mano y la otra, como si quisieras llevarlas hacia el centro del perineo.

Repeticiones: 3 series de 10.

Cuando hayas encontrado esta línea imaginaria que une un isquión a otro, haz los siguientes ejercicios:

2. Contracción larga y mantenida

Acción: Contrae las líneas imaginarias hacia el centro y hacia dentro, mantén la contracción durante 5 segundos, después relaja otros 10 segundos.

Repeticiones: 3 series de 10.

3. Contracción rápida

Acción: Ahora haz una contracción rápida durante 2 segundos y relaja otros 2.

Repeticiones: 3 series de 10.

Consejo para los ejercicios: Intenta no contraer los músculos de las piernas, abdomen y glúteos. Busca llevar una respiración fluida, no retengas el aire.

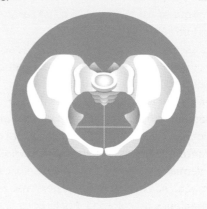

PREVENIR POSIBLES PROBLEMAS

HIGIENE POSTURAL

Este libro contiene unos principios básicos para cuidarte, resolver dudas y hacerlo mejor, y ¿qué sería del cuidado del cuerpo sin la higiene postural? Cómo te coloques y cómo te muevas repercute más en tu estado general que las rutinas de entrenamiento que adoptes; por eso es importante que sigas las indicaciones que ponemos a tu alcance para obtener unos beneficios que solo encontrarás si tomas consciencia de tu postura y tus movimientos.

Como es lógico, los pequeños cambios de postura que introduzcas en tu día a día contribuirán a que practiques los ejercicios de forma segura.

Sabemos que la actitud mental es fundamental, pero la actitud corporal es determinante. El punto de partida es tomar consciencia de cómo te colocas durante el día. Los trabajos sedentarios nos hacen enfermar. Estar conectados a los teléfonos móviles tampoco nos ayuda; muchas personas padecen alteraciones de columna desde edades tempranas.

También les afecta a las embarazadas a medida que la barriga adquiere volumen. La postura empeora porque el centro de gravedad se desplaza, lo que hace que necesario estar pendientes para modificar estos patrones posturales.

¿Cómo una mala postura puede afectar al suelo pélvico y a la zona abdominal?

La forma en la que nos sentamos, nuestra postura al caminar y cómo cogemos un peso puede ser un factor de riesgo para el suelo pélvico, el abdomen y la espalda. Es de una importancia crucial que adoptemos una buena postura para favorecer la alineación de los vectores de fuerza del cuerpo.

¿Cómo mantener la postura alineada?

1. Mantén siempre la pelvis en neutro.
2. Los hombros relajados y lejos de las orejas.
3. Autoestiramiento; es decir, mantén la mayor distancia posible entre el glúteo y la parte superior de la cabeza, no importa la postura en la que estés.
4. Cuando tengas que hacer un esfuerzo, suelta el aire, evita retenerlo.

¿Qué pasa con el suelo pélvico si no mantenemos una buena postura?

La mayoría de las veces el suelo pélvico es víctima de la mala postura que vamos adoptando a lo largo de la vida cuyas consecuencias pueden abocar en incontinencias urinarias, prolapsos y dolores pélvicos.

Cuando mantenemos una postura correcta, los vectores de fuerza están equilibrados y bajan hacia los puntos propios de amortiguación, que en el caso de la pelvis serían la zona del sacro, los músculos pélvicos trocantéricos y el núcleo fibroso del perineo; en caso de una alteración de la estática corporal, estos vectores de fuerza pasarían a estar amortiguados por la zona más débil de la pelvis, que sería el núcleo fibroso del perineo.

¡Mantener la pelvis en neutro es la clave para un suelo pélvico sano!

De nada vale hacer miles de contracciones y relajaciones del suelo pélvico si a lo largo del día nuestra pelvis no está en neutro; la buena colocación de la pelvis será la clave para tener un perineo sano.

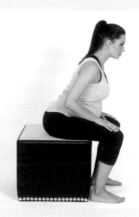

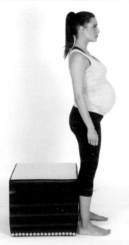

¿Cómo sentarse, levantarse y mantenerse sentada?

Para proteger la columna y el suelo pélvico, es de extrema importancia saber cómo levantarse, sentarse y permanecer sentada, pues son movimientos que repetimos muchas veces a lo largo del día y una mala ejecución generará una sobrecarga en la espalda y un aumento de presión en el abdomen, que pueden derivar en problemas en el suelo pélvico.

El movimiento de levantarse y sentarse debe partir desde la cadera; debemos inclinar el cuerpo hacia delante y mantener la columna estirada.

Cuando nos sentamos, debemos inclinarnos desde la cadera, dejando que el peso vaya hacia atrás con la intención de que primero choque con la silla la parte posterior de los muslos y luego el glúteo; así la pelvis estará bien colocada.

Para levantarte, haz el movimiento contrario: inclina la columna rotando sobre la cadera, echa el peso corporal hacia delante y estira las rodillas.

Cuando estés sentada, mantén siempre la alineación de la columna. Para ello, siéntate sobre los isquiones (los huesos de la pelvis), con los pies apoyados en el suelo.

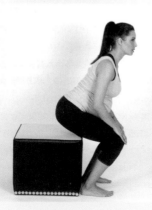

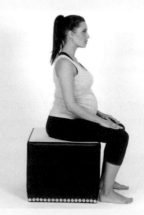

Consejos

1. Busca mantener la columna lo más estirada posible; también lo trasladarás al entrenamiento.
2. Fíjate en si bloqueas las rodillas; eso añadirá tensión a la zona lumbar. En la mayoría de los ejercicios las rodillas deben estar un poco flexionadas; evita bloquearlas.
3. Otro punto en el que nos debemos fijar cuando estamos sentados es la posición de la cabeza. Busca mantener siempre tu cervical estirada.

ESTREÑIMIENTO

Es un problema que sufren muchas personas, la mayoría de ellas son mujeres. El estreñimiento se caracteriza por la baja frecuencia de defecación o por el esfuerzo al defecar. Las causas normalmente se relacionan con el estrés, la mala alimentación, la alteración en la coordinación muscular del suelo pélvico o la hipotonía abdominal.

Hablamos de estreñimiento cuando aparecen uno de estos síntomas:

1. Defecaciones semanales inferiores a 3 veces.
2. Presencia de heces duras.
3. Sensación de defecación incompleta.

Los signos clínicos se agrupan en estreñimiento primario y secundario. Normalmente los secundarios están relacionados con algunas enfermedades del intestino grueso que provocan un estrechamiento que dificulta el paso de las heces, como es el caso de una estenosis o pólipos; enfermedades que afectan al sistema endocrino (hipertiroidismo y diabetes); enfermedades relacionadas con el sistema nervioso (párkinson, esclerosis múltiple...) y el consumo de fármacos. Sin embargo, la mayoría de los casos de estreñimiento se producen por los signos clínicos primarios, es decir, los relacionados con el mal funcionamiento del intestino grueso, el recto y el ano. Uno de los motivos que llevan a este mal funcionamiento es la contracción inadecuada del intestino grueso, que dificulta los movimientos responsables de llevar las heces hasta el recto. La falta de sensibilidad rectal es otro problema que lleva al estreñimiento, ya que cuando las heces llegan a la zona rectal no se detectan y el reflejo defecatorio no se produce, con lo que las heces se acumulan. Por último, podemos destacar un fallo en el momento de la defecación; esto puede ocurrir porque el esfínter anal no se relaja o bien porque hay una hipotonía abdominal que dificulta la expulsión de las heces. Tampoco ayudan los malos hábitos alimentarios y la inactividad física.

¿Qué malos hábitos alimentarios pueden afectar a mi salud intestinal y a mi suelo pélvico?

La alimentación es, sin duda, la base de un cuerpo sano. Las dietas abundantes en azúcares, conservantes artificiales y grasas saturadas pueden provocar cuadros de estreñimiento, un síntoma que debilita el suelo pélvico y provoca problemas como prolapsos e incontinencias. Esto ocurre debido al gran esfuerzo que se lleva a cabo para expulsar las heces, que se endurecieron debido a la falta de hidratación y a la alteración de la flora intestinal que esos alimentos provocan. Los azúcares, los conservantes artificiales y las grasas saturadas no solo pueden causar cuadros de estreñimiento, sino también hinchazón abdominal, diarrea, síndrome del colon irritable, alteraciones en el sistema inmunológico, gases, etc.

Consejos

1. Bebe agua: el agua hidrata el cuerpo y elimina las toxinas, con lo que mantiene tu intestino sano. La deshidratación lleva al estreñimiento y este es uno de los factores que provocan debilidad del suelo pélvico.
2. Practica actividad física, pues ayuda en la movilidad intestinal.
3. Come alimentos ricos en fibra: consume fruta y verdura cada día (3 raciones de fruta y 2 de verdura). Si se ingieren con piel, aumenta su cantidad de fibra.
4. Toma agua templada en ayunas: aumenta el peristaltismo.

¡Evita el uso abusivo de laxantes!

El uso de laxantes para mejorar las molestias que causa el estreñimiento es bastante habitual, pero debemos evitar su uso. ¿Por qué? La mayoría de los laxantes irritan la mucosa intestinal y provocan una alteración en la flora del intestino, lo que no favorece sus movimientos naturales. Su consumo es peligroso porque puede generar dependencia y hacer que el intestino se vuelva vago.

¡El estreñimiento es un villano del suelo pélvico!

El estreñimiento es uno de los villanos del suelo pélvico. Las mujeres que sufren estreñimiento tienen más probabilidades de padecer alguna disfunción pélvica. ¿Por qué? Cuando observamos la anatomía femenina podemos ver que el recto se encuentra detrás de la vagina, así que cuando tenemos heces acumuladas en el canal rectal agregamos peso a las paredes vaginales, lo que, sumado a otros factores de riesgo como la práctica de deportes de impacto o los embarazos, puede llevar a sufrir incontinencia urinaria o prolapsos genitales.

Otro problema del estreñimiento es la fuerza que ejercemos para expulsar las heces: como la mayoría de las veces están duras, normalmente hacemos fuerza sin soltar el aire y en una postura inadecuada, con lo que la presión intraabdominal se eleve demasiado y pueda convertirse en una de las causas principales de prolapsos.

Colócate bien en el inodoro, ¡tu suelo pélvico te lo agradecerá!

Los inodoros, la gran mayoría de las veces, están mal pensados, ya que las rodillas se colocan en línea con la cadera o por debajo de ella, lo que dificulta la relajación del suelo pélvico, fundamental para la salida de las heces. Sin esa relajación nos obligamos a ejercer una fuerza mayor que a lo largo del tiempo podrá ser la causa de prolapsos genitales e incontinencias.

CÓMO IR AL BAÑO

1. Pon los pies sobre una banqueta, las rodillas deben sobrepasar la línea de la cadera.
2. Cuando tengas que hacer fuerza, suelta el aire para aliviar la presión hacia el suelo pélvico.
3. No lleves distracciones al baño, evita estar con el móvil mientras defecas.

Estiramientos para favorecer el tránsito intestinal

Estas posturas actuarán sobre el sistema parasimpático y favorecerán la relajación.

PINZA DE PIE

Postura inicial: De pie, con los pies separados una distancia equivalente al ancho de tus caderas, dobla un poco las caderas para inclinarte hacia delante, llevando el pecho hacia los muslos; dobla las rodillas si es necesario.

Deja que la parte posterior del cuello se relaje.

Baja los brazos hacia el suelo y presiona las plantas de los pies.

Repeticiones: Haz 10 respiraciones profundas.

¿Por qué funciona esta postura?
Esta postura calma el sistema nervioso y comprime el área del abdomen, lo que te ayudará a la digestión.

INFERTILIDAD

Nuestro organismo responde ante determinados desequilibrios (metabólico, inmunológico, neuroendocrino o nutricional) inhibiendo la ovulación y la posibilidad de concebir.

> Las alteraciones menstruales responden a múltiples factores; nuestras hormonas pueden alterarse por tóxicos ambientales, estrés, cuestiones inmunitarias y por malnutrición. Además de comer sano y equilibrado, como hemos explicado, el balance calórico de la dieta también es importante.

DEFICIENCIA ENERGÉTICA Y AMENORREA HIPOTALÁMICA

El ciclo menstrual y la maduración del ovocito es un proceso de alta demanda energética. Una restricción muy alta de calorías que no nos proporcione lo que necesitamos puede provocar que nuestros sistemas de control dejen de mandar las señales para que se produzca la ovulación. A esto se le llama «amenorrea hipotalámica» o «supresión del eje gonadal». Estas deficiencias pueden provocarlas:

- Las dietas muy hipocalóricas con carencias nutricionales y pérdida de peso excesiva.
- El ejercicio de alta intensidad sin un balance nutricional correcto.

Si la causa de la amenorrea es esta, lo más importante para restablecer el ciclo menstrual es equilibrar la ingesta y optimizar el consumo de calorías. Es importante diagnosticar correctamente este desequilibrio nutricional y ponerse en manos de una nutricionista.

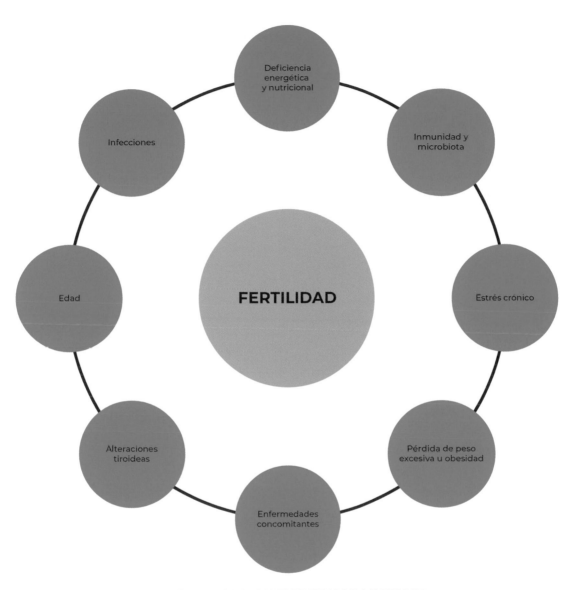

DESEQUILIBRIOS QUE PUEDEN ESTAR RELACIONADOS
CON PROBLEMAS DE FERTILIDAD

ALIMENTACIÓN ADAPTADA AL CICLO MENSTRUAL

Las hormonas sexuales orquestan nuestra fertilidad y el equilibrio metabólico. Todo ello es muy sensible al estrés emocional, la deficiencia energética y el consumo de nutrientes; por eso la alimentación consciente e intuitiva es una herramienta fantástica que podemos utilizar para potenciar nuestra fertilidad y encontrarnos fuertes, física y psíquicamente, en todos los momentos de la vida.

La menstruación

El primer día del ciclo comienza con la menstruación. En este momento, los niveles de progesterona caen bruscamente y se produce el desprendimiento del endometrio.

La menstruación puede durar entre 3 y 7 días, y es un momento condicionado por el sangrado y el descenso hormonal. Esto puede hacer que nos sintamos más bajas de tono y que tengamos algunas molestias.

¿Qué ocurre durante la menstruación?

- El útero se contrae para expulsar el endometrio por la acción de las prostaglandinas (sustancias con efecto inflamatorio); en consecuencia, muchas mujeres pueden experimentar molestias menstruales, aunque la regla no debería doler en exceso.
- El descenso hormonal también provoca una bajada de la temperatura basal y de los niveles de serotonina —una sustancia química que actúa como neurotransmisor y regula las emociones—, y esto conlleva cambios en el estado de ánimo.

- El sangrado nos hace perder nutrientes como el hierro y agua; si no se compensa bien, puede favorecer un estado de decaimiento y cansancio.
- Durante esos días el cuerpo está purificándose, hacemos un reseteo y la disponibilidad de energía es moderada. Son buenos días para la relajación y la introspección. Favorecer un descanso correcto es fundamental para prepararnos para un nuevo ciclo en el que la demanda de energía se incrementará.

Los días de la menstruación, nuestras necesidades de nutrientes y de hidratación aumentan. Necesitamos mimarnos un poco más de lo habitual, conectar con nosotras mismas y cuidar al máximo nuestra nutrición.

¿Qué necesito durante la menstruación?

Bebe más agua
La pérdida hídrica durante la menstruación depende mucho de cada mujer, de lo abundante que sea su regla, de los cambios en el tránsito intestinal y en la diuresis. La bajada hormonal a menudo nos incita a orinar más. La hidratación es importante y conviene que aseguremos la ingesta de líquidos a lo largo de todo el día: bebe agua, incorpora infusiones con efecto calmante (manzanilla, melisa, té rooibos, té de jengibre), empieza tus comidas con caldos de verduras y de huesos. Las frutas y verduras también nos hidratan y son grandes aliadas.

LAS MEJORES BEBIDAS DURANTE LA MENSTRUACIÓN
Camomila y melisa
Infusiones de jengibre con limón
Té rooibos con canela
Leche dorada: cúrcuma, canela y jengibre
Caldos de verduras
Caldos de huesos

Hierro y vitamina C

Es preciso asegurarse una correcta ingesta de hierro, puesto que eliminamos más cantidad de este mineral con el sangrado menstrual, sobre todo las mujeres con sangrados abundantes.

El hierro más biodisponible para nosotros se encuentra en los alimentos de origen animal: carne, pescado y marisco. Los vegetales también contienen hierro, pero nos resulta más difícil absorberlo (hierro no hemo) y por eso es importante que lo consumamos con vitamina C, que aumenta su absorción.

HIERRO		VITAMINA C
HEMO	NO HEMO	ALIMENTOS CRUDOS
Carne roja Berberechos y mejillones Sardinas	Lentejas Semillas de sésamo Cáñamo Algas Verduras de hoja verde	Grosellas, bayas y acaí Naranja, mandarina Tomate Kiwi Baobab

Alimentos antiinflamatorios

La menstruación viene acompañada de una inflamación fisiológica; necesitamos consumir alimentos que nos ayuden a controlarla. Las grasas omega 3 combaten la inflamación. También tenemos que incorporar gran cantidad de antioxidantes que contribuyan a modular esta respuesta inflamatoria del cuerpo.

Por otro lado, es importante evitar alimentos que la favorezcan, como el azúcar refinado, los ultraprocesados, las harinas refinadas, los refrescos y la carne procesada.

OMEGA 3	FITOQUÍMICOS ANTI-INFLAMATORIOS
Pescado azul de pequeño tamaño Chía, lino y cáñamo Nueces	Cúrcuma y jengibre Té matcha Frutos rojos y acaí Granada, manzana y cerezas Ajo y cebolla

Mejorar los niveles de serotonina

Es posible que estos días te encuentres un poco más cansada y algo abotargada; depende de cada mujer, pero, de todos modos, en los días de la menstruación el descanso es muy importante. Dedícate tiempo para desconectar e irte a la cama temprano.

Para mejorar el ánimo, nos viene muy bien aumentar el consumo de alimentos ricos en triptófano, un aminoácido precursor de la serotonina, la llamada «hormona de la felicidad».

AUMENTAR LA SEROTONINA
Cacao Semillas de sésamo Pavo y pollo Alga espirulina Garbanzos Yogur Huevos

Vitamina D

Dar paseos al aire libre y exponerse a la luz solar es la mejor manera de sintetizar la vitamina D. Lo ideal es exponer una superficie amplia de piel durante 15 minutos al día, protegiendo la superficie facial para evitar el fotoenvejecimiento. Ayudaremos así a optimizar el equilibrio hormonal y mejorar el estado de ánimo. Los alimentos ricos en vitamina D son los pescados azules, las setas y la yema de huevo, aunque el aporte es pequeño con respecto a la que somos capaces de sintetizar a través de la piel.

FASE MENSTRUAL					
CAMBIOS CORPORALES	Necesidad de nutrientes e hidratación		Alimentación antiinflamatoria		Aumentar serotonina	
NUTRIENTES	Hierro	Vitamina C	Hidratación	Ácidos grasos omega 3	Fitoquímicos	Triptófano
ALIMENTOS	Carne roja Berberechos y mejillones Sardinas Lentejas Semillas de sésamo Cáñamo Algas Verduras de hoja verde	Grosellas, bayas y acaí Naranja, mandarina Tomate Kiwi Baobab	Camomila y salvia Infusiones de jengibre con limón Té rooibos con canela Caldo de verduras Caldo de huesos	Pescado azul de pequeño tamaño Chía, lino y cáñamo Nueces	Cúrcuma y jengibre Té matcha Frutos rojos y acaí Granada, manzana y cerezas Ajo y cebolla	Semillas de sésamo Pavo y pollo Alga espirulina Garbanzos Yogur Huevos

MENÚ MENSTRUAL	
DESAYUNO	Té matcha Porridge de avena con nueces y frutos rojos
MEDIA MAÑANA	Té rooibos con canela
COMIDA	Ensalada de tomate raf con guacamole y cáñamo Lentejas con verduras a la cúrcuma
CENA	Sopa miso con algas Sardinas al papillote con hierbabuena
TENTEMPIÉ	Barrita de sésamo con chocolate Rollitos de pavo natural con espinacas

FASE FOLICULAR TARDÍA

Al terminar la menstruación, el organismo se prepara para una nueva ovulación. Así, empiezan a subir los niveles de estrógenos hasta llegar a su punto álgido justo antes de la ovulación. Experimentamos cambios físicos, solemos tener la piel más tersa y sentirnos más bellas gracias a la acción de los estrógenos. Aumentan nuestros niveles de energía y vitalidad.

¿Qué ocurre durante la fase folicular?

- Al no encontrarse en un momento fértil, tu cuerpo interpreta que puede destinar para ti una parte mayor de la energía disponible. Tu nivel de energía es alto.
- La sensibilidad a la insulina aumenta, es decir, las células responden mejor al estímulo de la insulina, lo que mejora la tolerancia a los hidratos de carbono.
- El ovocito está en pleno momento de crecimiento y necesitamos una buena dosis de antioxidantes y nutrientes, como el zinc, que son fundamentales en el proceso de crecimiento celular.
- Como ya hemos explicado, los estrógenos aumentan y nos proporcionan sensación de bienestar, pero cuidado con el exceso de estrógenos: igual que deben aumentar, deben bajar cuando toca, tras la ovulación, y para ello es importante que seamos capaces de eliminarlos. El intestino y el hígado juegan un papel fundamental en este momento y por ello debemos favorecer su depuración.

¿Qué necesito en la fase folicular?

Antioxidantes
La actividad de nuestros órganos sexuales se encarga del crecimiento del folículo y de su maduración, por lo que necesitamos más nutrientes y antioxidantes. El zinc y las vitaminas A y E son fundamentales en este período.

Carbohidratos integrales y legumbres
Debido a la subida de los estrógenos, la sensibilidad a la insulina es mayor que en otros momentos del ciclo y favorece una buena tolerancia de los hidratos de carbono. Incorpora avena en el desayuno o panes de masa madre de harinas integrales. En la comida, aprovecha para tomar más legumbres y granos enteros, como el arroz integral o la quinoa.

Crucíferas
Los estrógenos suben hasta alcanzar su punto álgido antes de la ovulación; esta subida es necesaria, pero después tenemos que encargarnos de eliminarlos correctamente, ya que un exceso de estrógenos nos desequilibra y genera complicaciones y síntomas como dolor y sangrados abundantes. Para eliminarlos, antes es preciso desactivarlos. Las coles contienen unos fitoquímicos llamados «glucosinolatos» que contribuyen a inactivar los estrógenos.

> Coles ricas en glucosinolatos: col, brócoli, coliflor, repollo, mostaza, nabo, rábanos.

Alimentos probióticos y prebióticos

La salud intestinal es fundamental para la eliminación de los estrógenos. Debes asegurarte un buen tránsito intestinal y consumir muchos vegetales en cada comida. Los probióticos también beneficiarán tu salud intestinal; incorpora kombucha, miso, encurtidos y yogur ecológico.

El hígado también es un gran aliado y los vegetales amargos contribuyen a favorecer su actividad: alcachofa, endivia, escarola, apio, diente de león, boldo.

FASE FOLICULAR TARDÍA						
CAMBIOS CORPORALES	Crecimiento folicular		Necesidad de energía	Depuración (intestino-hígado)		Inactivar estrógenos
NUTRIENTES	Antioxidantes	Zinc	Carbohidratos complejos	Probióticos y prebióticos	Vegetales amargos	Crucíferas
ALIMENTOS	Betacarotenos de la zanahoria, calabaza, remolacha, espinaca y frutos rojos. Vitamina E del aceite de oliva virgen extra	Pipas de calabaza, cacao, almejas, ostras, piñones, levadura nutricional	Arroz integral, quinoa, trigo sarraceno, avena, panes integrales de masa madre. Legumbres	Yogur, kéfir, chucrut, miso, kombucha. Verduras de todo tipo, granos integrales y almidón resistente (patata o batata fría, plátano macho)	Alcachofa, endivia, escarola, apio, diente de león, boldo	Col, brócoli, coliflor, repollo, mostaza, nabo, rábanos

MENÚ FOLICULAR	
DESAYUNO	Té chai con leche de coco. Crumble de manzana con salsa de acaí y yogur
COMIDA	Arroz integral con brócoli y pipas de calabaza. Muslitos de pollo de corral a la naranja
CENA	Alcachofas en flor. Tortilla de boniato y cebolla pochada
TENTEMPIÉS	Kombucha. Humus de remolacha con crudités

OVULACIÓN

La fase ovulatoria dura de 12 a 36 horas. El estrógeno ha llegado a su cúspide y se produce la salida del óvulo a las trompas de Falopio. Este momento es corto, pero puede provocar alteraciones clínicas por la subida hormonal. El autocuidado en la fase folicular habrá marcado el camino para que el momento de cambio de fase se produzca de manera satisfactoria y modulada gracias a la bajada de los estrógenos y la subida de la progesterona.

FASE LÚTEA

En la fase lútea comenzamos a producir progesterona, que se ocupa de madurar el endometrio por si llegara a término la implantación de un embrión y se produjera un embarazo. Si no ocurre, disminuye bruscamente antes de la siguiente menstruación, dando paso a un nuevo ciclo.

¿Qué ocurre durante la fase lútea?

- La progesterona propicia una resistencia moderada a la insulina; esto quiere decir que nuestras células responden peor al estímulo de la insulina y el azúcar en sangre sube, y la tolerancia a los hidratos de carbono es menor. También resulta más fácil acumular grasa, sobre todo en la fase premenstrual. Además, con la bajada de los estrógenos aumenta el apetito y existe cierta tendencia a consumir alimentos más calóricos.
- El sueño puede verse ligeramente alterado en esta fase, sobre todo en la fase lútea tardía, en los días antes de la menstruación, durante los que se ha observado un descenso en la proporción del sueño REM y podemos tener más tendencia al insomnio o sueño interrumpido.

- La bajada de estrógenos también produce una disminución de las endorfinas y tenemos niveles de serotonina más bajos, lo que puede provocar mayor irritación, decaimiento y ansiedad.
- En esta fase tendemos a retener más líquidos.

Esta fase del ciclo es la más comprometida en el equilibrio de las hormonas gonadales. Empezamos a producir progesterona, que estará en danza constante con los niveles de estrógenos. Para que todo ocurra con normalidad, los niveles de estrógenos deben haber disminuido; si se mantienen muy elevados y hay una predominancia estrogénica en la segunda fase, el objetivo nutricional y clínico es volver a equilibrarlos.

¿Qué necesito en la fase lútea?

Magnesio

Actúa como relajante natural, mejora el descanso nocturno y puede modular el dolor menstrual por esta acción como relajante muscular; también contribuye a mejorar la función tiroidea y la resistencia a la insulina. Las almendras y el chocolate negro con alto porcentaje de cacao (85-90 %) pueden ser grandes aliados durante esta etapa. Los granos integrales, las legumbres y las verduras de hoja verde también son buenas fuentes de magnesio.

Triptófano y vitaminas B6, B1 y B12

Estos nutrientes nos ayudan a mejorar la producción de serotonina y el buen funcionamiento del sistema nervioso. Los encontramos en las carnes de ave, los huevos, las legumbres, los frutos secos y las semillas.

Proteínas

El consumo de proteínas en todas las comidas nos ayuda a controlar el apetito y a sentirnos con más energía. En esta fase, en la que experimentamos una ligera resistencia a la insulina, el consumo de proteínas será un buen aliado, ya que contribuye a mantener estables los niveles de glucosa.

Potasio

Desempeña un papel fundamental en la regulación del agua corporal, interviene en el desarrollo muscu-lar y en la transmisión del impulso nervioso. Comer alimentos ricos en potasio nos ayuda a mejorar la retención de líquidos y a sentirnos más deshinchadas. El potasio se encuentra en la calabaza, el plátano, la zanahoria, las patatas, el aguacate, los champiñones y las frutas deshidratadas.

FASE LÚTEA					
CAMBIOS CORPORALES	Mejorar el descanso Equilibrio cuerpo-mente			Favorecer la sensación de saciedad	Evitar la retención de líquidos
NUTRIENTES	Magnesio	Triptófano	Vitamina B	Proteínas	Potasio
ALIMENTOS	Almendras, cacao, arroz integral, edamame, avena	Semillas de sésamo Pavo y pollo Alga espirulina Garbanzos Yogur Huevos	Carnes magras, mantequilla de cacahuete, alubias, levadura de cerveza	Carne magra, huevos, pescado, marisco, legumbres, frutos secos, soja	Calabaza, plátano, zanahoria, patatas, aguacate, champiñones y frutas deshidratadas

MENÚ FASE LÚTEA	
DESAYUNO	Té matcha con bebida de almendras Huevos camperos revueltos con champiñones y crackers de trigo sarraceno al tomillo
COMIDA	Ensalada de rúcula, aguacate, zanahoria rallada, germinados de alfalfa y almendras laminadas tostadas Dorada salvaje al horno
CENA	Wok de vegetales con langostinos al estilo thai
TENTEMPIÉS	Edamame Almendras Brownie de calabaza

MEJORA TU POTENCIAL

Cuando hablamos de actividad física, nos referimos a estimular el cuerpo a través del movimiento, que es inherente al ser humano. Entendemos que necesitamos el entrenamiento para aumentar tanto nuestras cualidades como la calidad del movimiento. Cuanto más repitamos un gesto, mejor nos saldrá, pero repetirlo incorrectamente nos causará limitaciones y modificaciones que no te van a hacer mejorar. Es necesario saber muy bien qué haces, cómo lo haces y, por supuesto, en qué medida lo haces. A continuación, encontraréis unos principios básicos que os ayudarán a enfocar mejor vuestro entrenamiento.

LOS 5 BÁSICOS DE LA ACTIVIDAD FÍSICA

1. Una buena respiración te dará control

Es lo primero en lo que debes pensar y lo primero en interiorizar: un buen intercambio de oxígeno te permitirá tener una mejor interacción con los músculos profundos; sin esa respiración dejarás de trabajar eficazmente el suelo pélvico. Un buen intercambio inhalación-exhalación facilita la correcta alineación del cuerpo, el flujo de oxígeno y la capacidad de trabajo con el diafragma y los músculos respiratorios, ¡porque esos también son músculos! Así es como se obtienen mejores resultados; te invitamos a verlo.

2. La ley de la progresión

Toda persona con un trabajo físico de base estará preparada para soportar una carga mayor de forma progresiva y en función de sus necesidades.

Te pongo un ejemplo: de nada serviría hacer una sentadilla con 50 kg si primero no has aprendido a hacerla correctamente sin peso y en esto, que parece tan lógico, fallan tanto mujeres como hombres. Ir con demasiadas prisas te acarreará problemas en un futuro.

Un organismo sano tarda entre 5 y 6 semanas en asimilar y dominar cualquier trabajo que le impongas, y no solo estará evolucionando en dificultad, sino también en volumen (cantidad de entrenamiento) y carga. De esta manera respetaremos esta regla para ser coherentes con el ritmo al que el cuerpo podrá avanzar.

3. El descanso, el entrenamiento invisible

Es una norma esencial que todas nos hemos saltado en algún momento; no obstante, guarda una relación estrecha con la anterior. El entrenamiento se hace efectivo también cuando no hacemos nada, pues el músculo se repara, el tejido se reconstruye cuando estamos en reposo y el cuerpo asume el tiempo y el esfuerzo que invertimos en él.

4. Principio de adaptación

Una acción repetida a lo largo del tiempo crea un hábito; lo que hacemos en el proceso es adaptarnos al hábito. Esas adaptaciones se fijan en el cuerpo entre la semana 4 y la 5. Entenderemos que no llega antes el que más corre, sino el que mejor lo hace con el paso de las semanas para seguir avanzando y adaptarse otra vez a los estímulos de los nuevos ejercicios.

5. Principio de continuidad

Para estar en forma debemos mantenernos en el tiempo. El aprendizaje es básico, pero debemos mantener en el tiempo lo aprendido y convertirlo en hábito. Parar en seco nos llevará de nuevo a la casilla de salida: lo que se consigue en poco tiempo se pierde en poco tiempo.

Existen más principios ya que el entrenamiento tiene muchas variables, pero queremos que te quedes con los esenciales. Estos principios básicos dan sentido a lo que hacemos, lo ordena, le da coherencia y lo planifica; es el trabajo más importante del entrenador. Lograr buenos resultados y seguir un entrenamiento que nos mantenga bien depende de estos factores.

Unas anotaciones antes de empezar

Que te duela, ¿significa que vas por el camino correcto?

A veces, confundimos el término «dolor» con «trabajo efectivo»: «Si me duele lo estoy haciendo bien», «Me gusta sufrir entrenando» y expresiones de este tipo nos confunden y pervierten la noción de lo que debería ser correcto.

Tienes que sentir el ejercicio SIEMPRE. Tienes que sentir que te va cansando.

Tienes que posicionarte, apretar y dar el cien por cien.

Pero si hay algo que te molesta, te limita o causa dolor muscular, óseo, articular o tendinoso... ¡No sigas! Para y consulta, es la manera más inteligente de tratarlo.

Recuerda esto: **Entrenar con dolor es ASUMIR RIESGOS. Hay que identificarlo y actuar en consecuencia.**

ENTRENAR DURANTE EL CICLO MENSTRUAL

Sabemos que el ciclo nos afecta emocionalmente, en nuestro estado de ánimo y físicamente en dolores y disponibilidad de energía, pero, más allá de esto, el clima hormonal nos afecta sobre todo en el rendimiento.

Vamos a verlo con detalle en las distintas fases de nuestro ciclo:

¿CÓMO ENTRENAMOS EN LAS DISTINTAS FASES?

Fase de menstruación: semana 1
Intensidad moderada y sesiones más cortas.

Solo necesitarás adaptarte en esos 4-5 días. En la semana de sangrado vas a notar un descenso de la energía, por lo que NO se aconsejan los entrenamientos por intervalos, muy vigorosos o con cargas altas. ¿A qué llamamos «vigoroso»? A que la intensidad sea alta o la duración prolongada. En vez de entrenamientos de una hora, podemos adaptarlos a entrenamientos de 40 o incluso 30 minutos.

¿Qué son cargas altas? Es un entrenamiento que requiere utilizar pesos y materiales con resistencias que superen el 50 % de la carga que serías capaz de levantar.

Cuando estamos en la semana 1, los vasos sanguíneos se dilatan y se reducen la hemoglobina y el transporte de oxígeno, así que nuestra capacidad de entrenamiento se va a ver mermada y llevaremos mucho mejor sesiones más cortas, que combinen el trabajo de movilidad, de resistencia moderada y el trabajo cardiovascular menos intenso.

Fase folicular: semana 2

Mayor intensidad y con más peso. Dura unos 10 días.

Aquí empieza a cambiar la cosa; podremos retomar esas sesiones más duras en intensidad y carga. Los estrógenos están elevados y la progesterona baja, así que debemos aprovechar la energía que de forma natural nos proporcionará un rendimiento mayor. Llegaremos a tener cierta facilidad para quemar grasas; recuerda que no solo puedes hacerlo con el cardio, sino también con sesiones de fuerza, potencia y velocidad.

Fase ovulatoria: semana 3

Bajando las revoluciones poco a poco.

Podrás mantener la intensidad e ir reduciéndola cuando llegues al día 21. Sigues con niveles altos de estrógenos y estradiol, pero empezarán a bajar mientras sube la progesterona. Si aprovechas ese remonte en el que podrás seguir quemando grasa,

tienes ese recurso energético a tu disposición más fácilmente que en otras fases. Eso sí, no te excedas con el cardio.

Fase lútea: semana 4

Movilidad, liberación y calma. Del día 15 al 28.

Justo esos días más sensibles antes de que nos venga la regla no son los más convenientes para exprimir tu cuerpo y afrontar circuitos de alta intensidad.

La temperatura corporal suele aumentar, hay más retención de líquidos y conviene que tengamos presente que no es el momento más adecuado para subir de nivel.

El efecto hormonal en esta fase es catabólico, es decir, dificulta la ganancia de masa muscular. Nos afecta al descanso, por lo que encontrarás más beneficios en un entrenamiento moderado: moviéndote, subiendo escaleras, practicando yoga, respiraciones y ejercicios que te aporten comodidad.

Como hemos visto, el estado hormonal y sus cambios constantes desempeñarán un papel importante con relación al estado físico, psíquico y nutricional. Esto último lo verás muy reflejado en qué le sienta bien a tu cuerpo en estas etapas y así podrás aportarle los nutrientes, la dosis de ejercicio y la energía necesarios.

Abre este código QR para acceder al vídeo con los ejercicios.

LA OPINIÓN DE LOS EXPERTOS

CUIDAR NUESTRA MENTE

Mens sana

in corpore sano

El cuidado de la mente es tan complejo y determinante que desde un principio tuve claro que quería asesorarme con los grandes referentes a nivel mundial.

DR. MARIO ALONSO PUIG
Médico, cirujano, conferenciante y escritor

Voy a presentaros al doctor Mario Alonso Puig, aunque seguro que muchas de vosotras ya lo conocéis. Llevo años leyendo sus trabajos y siguiendo todas las charlas que imparte alrededor del mundo. Aunque es un hombre muy ocupado y me sentía mal por robarle parte de su tiempo, no dudó en hacerme un hueco en su agenda, conversar conmigo y resolver todas mis dudas. Para mí fue un auténtico regalo.

PILAR: ¿Qué influencia ejercen las emociones sobre nuestro cuerpo?

DR. ALONSO: Una emoción es en sí un proceso corporal. Los sentimientos son diferentes a las emociones, son la apreciación consciente de lo que nos sucede. No podríamos tener emociones sin cuerpo, pues la emoción es un proceso puramente corporal. Hay determinadas emociones que ayudan al cuerpo a estar mejor y otras que hacen justo lo contrario. Por ejemplo: la alegría, la ilusión, el entusiasmo, a nivel corporal, como emociones, no como sentimientos, están relacionados con una serie de cambios que son beneficiosos para que el sistema inmune, el sistema de defensa, funcione mejor, para que el corazón se desgaste menos y para que se produzcan menos radicales libres, que son uno de los elementos causantes del deterioro del organismo. Sin embargo, otras emociones como el resentimiento, la ira o la desesperanza también afectan, en este caso, de forma negativa, al sistema inmune, al aparato cardiovascular, al sistema muscular y a otros órganos del cuerpo. Además, este tipo de emociones disfuncionales aumentan la producción de radicales libres, que pueden ser los causantes de mutaciones genéticas y de un envejecimiento más rápido.

P: ¿Una actitud positiva nos hace más fuertes?

A: Sí. Tenemos que entender que el famoso dualismo cartesiano, que heredamos de Descartes, en el que por un lado están los procesos mentales y por otro los procesos físicos, sin apenas conexión entre ellos, es un error. El error de Descartes fue separar la mente del cuerpo como si fueran dos realidades diferentes. Yo suelo decir que mente y cuerpo son dos realidades que se pueden distinguir, pero que no se pueden separar. Lo mismo sucede en una joya de oro: tú puedes distinguir la joya del oro, pero no puedes separarlos, porque si ese oro no tiene ninguna forma, no puede ser joya, y si la joya no está hecha de oro, tampoco puede ser una joya de oro. Una actitud positiva tiene un impacto a nivel físico. Esto quiere decir que la actitud mental positiva, que significa enfocarse más en las oportunidades que en los problemas, tiene un impacto indudable en el funcionamiento del cuerpo y la actitud negativa, que es estar viendo en cada oportunidad un problema, tiene un impacto negativo en el cuerpo.

P: ¿Es más difícil ejercitar el cuerpo o la mente?

A: Desde mi punto de vista, no es que sea más difícil trabajar la mente, es que es preciso hacer un cambio muy importante en nuestra forma habitual de pensar. Todo el mundo entiende que si quieres tener un bíceps poderoso, tienes que ejercitar este músculo a través de una serie de ejercicios específicos. Nadie se creería que simplemente con pensar que los bíceps le van a crecer estos vayan a aumentar significativamente de tamaño. Lo que pasa es que el entrenamiento de la mente no entra dentro de coordenadas de pensamiento habitual. En Oriente, los expertos en el entrenamiento de la mente se sorprenden de que nosotros no entendamos que la mente hay que entrenarla lo mismo que hay que entrenar el cuerpo. Si quieres estar más equilibrado en momentos de dificultad y hacer frente con más confianza a la adversidad o, simplemente, que te alteren menos ciertas cosas, tienes que aprender a entrenar la mente.

P: ¿Qué importancia tienen el ejercicio físico, la nutrición y el descanso en nuestra calidad de vida?

A: El ejercicio físico, la nutrición y el descanso son tres pilares fundamentales no solo para el bienestar del cuerpo, sino para tener un estado de ánimo adecuado. Esto se debe a que el ejercicio físico abarca dos dimensiones: la más evidente es la que se relaciona con el cuidado del corazón y con el mantenimiento de la masa muscular; la vertiente menos visible es que el ejercicio físico es un potente antiinflamatorio cerebral. Esto es relevante porque tanto la ansiedad como la depresión se asocian a la inflamación cerebral. El cuerpo sigue a la mente y por eso cuando la mente está llena de ansiedad, puede llegar a causar inflamación en el cerebro. Uno de los elementos que deben aparecer en el protocolo de tratamiento de una depresión es el ejercicio físico.

El nervio vago es uno de los más importantes en relación con el control visceral. Podría dar la sensación de que al ser un nervio que parte del encéfalo, es el encéfalo el que controla el cuerpo; sin embargo, si estudiamos de qué se compone el nervio vago, descubriremos que solo el 20 % de sus fibras transporta información del cerebro al cuerpo. El 80 % restante llevan información del cuerpo al cerebro; es decir que suben cuatro veces más órdenes del cuerpo al cerebro que las que bajan del cerebro al cuerpo.

Se sabe que el tubo digestivo se ocupa de procesar y asimilar el alimento, pero también influye directamente en el funcionamiento del cerebro intracraneal. El tubo digestivo es, en sí mismo, un segundo cerebro que tiene aproximadamente quinientos millones de neuronas, cinco veces más que la médula espinal. A este cerebro digestivo se le conoce como «cerebro entérico». Por si esto fuera poco, el corazón no es solo una bomba muscular, sino que es además un tercer cerebro. El corazón tiene unas cuarenta mil neuronas; por cierto, muy parecidas a las neuronas del hipocampo, que en el cerebro son esenciales para formar recuerdos. El corazón es, además, por su influencia en el cerebro intracraneal, capaz de cambiar sentimientos. Por eso, cuando uno se afana en calmar su corazón, automáticamente también calma la mente. No es la mente la que calma el corazón; es el corazón el que calma la mente. Por consiguiente, hay tres cerebros que están en constante comunicación y que son el cerebro intracraneal, el cerebro cardíaco y el cerebro entérico. Yo añadiría un cuarto cerebro, que es el cerebro muscular. Los músculos envían información muy significativa al cerebro, por eso el ejercicio físico, el yoga, los estiramientos, la fisioterapia y los masajes ejercen tanto impacto en el estado de ánimo.

De hecho, en el Centro del Trauma, en Boston, uno de los centros más importantes del mundo para el tratamiento de traumas emocionales, la investigación ha demostrado el increíble poder de las terapias corporales para reducir significativamente uno de los cuadros clínicos más difíciles de resolver, que es el estrés postraumático. Esta es una situación clínica que aparece con cierta frecuencia después de las guerras y otras situaciones catastróficas como pueden ser los terremotos.

P: ¿Ponerse objetivos y metas nos crea una presión negativa?

A: Yo creo que es importantísimo programar objetivos, porque donde pones tu objetivo pones también el foco de atención. Si usáramos una metáfora, esto es lo que diferenciaría un haz de luz y un rayo láser. Ambos están hechos de fotones, pero en el haz de luz no hay coherencia entre los fotones, mientras que en el rayo láser sí. El problema, desde mi punto de vista, no está en el hecho de que trazarse objetivos o metas pueda generar presión, sino en que cuando nos apegamos al objetivo, es decir, cuando pensamos que si no conseguimos ese objetivo somos unos fracasados, nos imponemos a nosotros mismos una presión del todo innecesaria.

P: ¿Esto es lo que puede generar ansiedad o depresión?

A: Claro, la ansiedad y la depresión son las vivencias conscientes de algo que está sucediendo en el cuerpo. Por ejemplo, una persona que tiene un nivel mantenido de ansiedad o un nivel constante de depresión es un ser humano que, a nivel bioquímico, está produciendo una cantidad muy elevada de cortisol. El cortisol es una hormona que cuando se libera de forma sostenida en el tiempo, ataca prácticamente a todos los órganos del cuerpo. Pese a que es una hormona natural, al liberarse de una forma tan excesiva y durante tanto tiempo, lo que en teoría debería ser un efecto beneficioso se convierte en perjudicial. El cortisol tiene sobre todo dos líneas de actuación: la primera hace referencia a lo que se denomina «ritmo circadiano». Las cifras de cortisol oscilan según la intensidad de la luz solar: descienden hacia la noche y suben cuando se acerca el despuntar del día. En segundo lugar, el cortisol se libera en situaciones de estrés porque tiene varios efectos beneficiosos sobre ellas. En primer lugar, favorece que haya en la sangre más glucosa disponible, el combustible que se necesita para superar muchos peligros. El aumento en el nivel de cortisol en sangre produce también una mejora de la función cardíaca. El problema surge cuando no sabemos desactivar esa reacción de estrés. Tanto la ansiedad como la depresión están asociadas, a nivel fisiológico, con una subida del cortisol, porque tanto la ansiedad como la depresión se acompañan con frecuencia de pensamientos que producen una distorsión en nuestra percepción de la vida. Lo que el cuerpo hace es seguir esa distorsión que le muestra la mente.

P: ¿Cambiar de hábitos (salir de la zona de confort) nos cuesta porque no queremos o no podemos?

A: El ser humano tiene pavor a todo lo que no le es familiar, a todo lo que le resulta desconocido.

La razón por la que nos da tanto miedo la incertidumbre es porque no reconocemos en nosotros los recursos que verdaderamente tenemos. Esa falta de autoestima, esa falta de confianza en nosotros mismos y en nuestras posibilidades hace que todo aquello que no controlamos y que no sea familiar nos genere ansiedad, porque no estamos convencidos de que, si surge alguna dificultad, vayamos a ser capaces de resolverla. Este es un error muy serio en la percepción, es no reconocer el verdadero potencial que tenemos.

P: Desgraciadamente, a veces, se ven las dietas y el deporte como algo negativo que nos lleva al sufrimiento. Según el enfoque que le demos, ¿cómo podemos empezar a disfrutarlo?

A: Nosotros, para buscar una solución a esto, tenemos que explicar antes que el organismo en su conjunto funciona siguiendo la ley de la granja, no la ley mecanicista. La ley de la granja es aquella en la que tú sabes que si plantas una semilla en la tierra, es normal que al día siguiente no tengas ni una planta ni un árbol frutal. A base de cuidados y paciencia al final tendrás la recompensa por tus esfuerzos. Nosotros creemos que empezar a hacer ejercicio físico y cambiar la nutrición nos va a proporcionar de inmediato una recompensa palpable; si no es así, nos frustramos. Esto sucede porque, mentalmente, no estamos aplicando la ley de la granja, estamos aplicando la ley mecanicista, en la que le das a un botón e inmediatamente pasa algo. Yo a todas esas personas que tienen una marcada resistencia a seguir una nutrición saludable o a hacer ejercicio físico les diría que verificaran por sí mismas cómo, después de un cierto tiempo haciendo ejercicio y cuidando su nutrición, empiezan a notar que se encuentran bastante mejor. Cuando ellos se den cuenta de que tienen más

energía y vitalidad, entonces asociarán el ejercicio, la nutrición adecuada y el descanso a estas sensaciones placenteras; mientras no establezcan esa asociación, solo verán estos cambios como algo difícil e incómodo. Es lo mismo que el entrenamiento mental. A cualquier persona le gustaría que, con una sola sesión de entrenamiento mental su vida se transformara, pero esto no suele ser así. Tampoco levantas un día pesas y los bíceps automáticamente te aumentan de tamaño de forma significativa. Nos hemos acostumbrado a la cultura de la inmediatez, lo queremos todo ya, no sabemos posponer la recompensa. No sabemos confiar, tenemos que ver para creer, cuando en la vida muchas cosas funcionan al revés, primero tienes que creer para luego poder ver.

Tener paciencia no es lo mismo que aguantarse, sino adaptarse al ritmo natural de las cosas. Un agricultor es un ejemplo de paciencia. ¿Por qué? Él se adapta al ritmo natural de las cosas. Sabe que si cuida esa semilla, abona la tierra y la riega, antes o después crecerá un árbol. Nos falta saber adaptarnos al ritmo natural de las cosas. Queremos imponer nuestro ritmo a la vida.

P: ¿Las mujeres sufren más cambios emocionales debido a la menstruación? ¿Es tan determinante la influencia de las hormonas?

A: Claro, como está todo tan interconectado, lo que sucede en la mente se refleja en el cuerpo y lo que sucede en el cuerpo se refleja en la mente. Cuando una mujer entra en el período del climaterio y empieza a producirse esa reducción del nivel de estrógenos, puede no notar nada o por el contrario puede tener efectos adversos a nivel cardiovascular, efectos como los famosos sofocos, las sudoraciones. También estas alteraciones hormonales pueden tener un impacto a nivel psicológico al hacer que la mujer sienta soledad, tristeza y que experimente una reducción en la libido.

Sí, que los cambios hormonales pueden generar cambios psicológicos es evidente y esto no solo ocurre en la mujer, sino que también pasa en el hombre, porque él también experimenta cambios hormonales. Ahora, ¿qué pasa? Es muy fácil poner etiquetas y es muy fácil emitir juicios. Yo creo que cuando una mujer está experimentando esos cambios psicológicos, que son consecuencia de cambios hormonales, es importantísimo crear un entorno en el que esa mujer se sienta querida y acompañada, y que no se sienta sola y mucho menos juzgada. Si nosotros, además de las dificultades por las que esa mujer está pasando por su cambio hormonal, le añadimos nuestra incomprensión y le decimos «estás muy rarita», en lugar de convertirnos en parte de la solución, aumentamos el tamaño del problema.

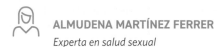

ALMUDENA MARTÍNEZ FERRER
Experta en salud sexual

Cuando quedo con mis amigas siempre intentamos vivir nuevas experiencias. Somos un grupo con mucha imaginación y nos encanta sorprendernos las unas a las otras. Un día dejamos a los niños con los padres y nos fuimos a pasar una mañana dedicada a nosotras. Una de nuestras amigas concertó una charla con Almudena Martínez Ferrer; fue superdivertida y nos hizo tomar consciencia de la importancia de la salud sexual.

A partir de ahí, quise profundizar más en el tema. Sabía que el mensaje de Almudena podía ayudar a muchas mujeres. Hoy sigo compartiendo muchos ratos con ella y aprendiendo sobre temas que, para muchas, aún siguen siendo tabú.

PILAR: ¿Qué es la salud sexual?

ALMUDENA: A mí me gusta mucho la definición que da la Organización Mundial de la Salud (OMS): «La salud sexual es un estado de bienestar físico, mental y social en relación con la sexualidad. Requiere un enfoque positivo y respetuoso de la sexualidad y de las relaciones sexuales, así como la posibilidad de tener experiencias sexuales placenteras y seguras, libres de toda coacción, discriminación y violencia».

P: Dices que el placer es salud y estoy de acuerdo, pero ¿cómo afecta fisiológica y mentalmente en nuestro cuerpo la práctica de sexo?

A: Cuando tienes sexo, tu cuerpo cambia casi como si fuera mágico.

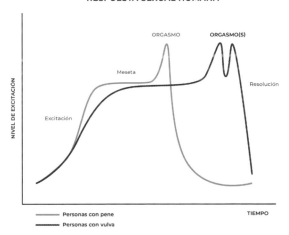

RESPUESTA SEXUAL HUMANA

Pasan varias cosas. Cuando percibimos estímulos sexuales que provocan deseo respondemos a través de una serie de etapas. Esto lo estudiaron a mediados de los años sesenta el ginecólogo William Masters y la sexóloga Virginia Johnson. Ellos establecieron cuatro fases: excitación, meseta, orgasmo y resolución. Durante todo este proceso experimentamos cambios físicos y hormonales.

Lo primero que pasa es que tu química corporal empieza a cambiar y la estimulación cerebral es similar a la que producen el alcohol y las drogas, pero más segura. A nivel cerebral, el efecto del orgasmo femenino es parecido al de bailar o escuchar música. Las endorfinas están relacionadas con el placer y se activan cuando hay caricias y orgasmos. En nuestro cuerpo funcionan como un analgésico natural que eleva el umbral del dolor.

Al tener un orgasmo, el hipotálamo libera oxitocina, lo que hace que nos sintamos más relajados; por lo tanto, si teníamos el cortisol alto a causa del estrés, este descenderá. Tener sexo produce mejores estados de ánimo y mayor relajación, potencia el sistema inmune, fortalece el corazón y regula la presión arterial, quema algunas calorías y mejora el aspecto de la piel y el cabello, entre otras maravillas.

Vivimos en una sociedad hipersexuada y parece que debemos tener mucho sexo y en realidad deberíamos reflexionar sobre cuánto sexo queremos tener. Considero que tendría que haber acceso a buena educación sexual, basada en el conocimiento y respetuosa.

También están probados los beneficios de la meditación, el ejercicio y la alimentación, entre otras muchas cosas. Son áreas que, si cultivamos de forma consciente en nuestro día a día, nos harán ganar en calidad de vida.

Físicamente podemos percibir distintas reacciones, por ejemplo, la dilatación de las pupilas. Durante la excitación las pupilas se dilatan; de hecho, durante el orgasmo podréis comprobar que vuestras pupilas se han dilatado. Sin embargo, hay reacciones de tu cuerpo que a veces son poco fiables. Por ejemplo, en las mujeres, las respuestas físicas de los genitales no son necesariamente una buena representación de si están excitadas:

la hinchazón de la vulva y la lubricación simplemente indican que el cerebro ha percibido algún estímulo sexualmente relevante, lo cual no quiere decir que les parezca especialmente atractivo de una forma consciente. Por tanto, no siempre tenemos una respuesta concordante entre lo que piensa la cabeza y la reacción del cuerpo.

Esto es muy interesante porque se han ganado casos de agresiones sexuales en los que las mujeres tenían una respuesta física en los genitales, en las que podría parecer que estaban excitadas, aunque estuvieran diciendo que no, así que la mejor forma de comunicar si se está excitada es decirlo.

Con respecto a la parte mental, Barry Komisaruk es uno de los investigadores mundialmente más importantes y estudia cómo funciona el cerebro cuando tienes un orgasmo. Cuando se observa el cerebro con un escáner cerebral, durante el orgasmo femenino se activan hasta 30 áreas distintas del cerebro.

Observó también que la estimulación de la vagina, el cuello del útero y el clítoris activa tres áreas distintas y separadas en la corteza sensorial y esta es la razón principal por la que el orgasmo no siempre se experimenta igual.

B. Komisaruk concluyó que los canales del placer y el dolor son los mismos. Su mujer sufrió un accidente y se quedó inmovilizada, y fue con ella con quien empezó a investigar cómo funcionaban los canales del placer y el dolor.

P: ¿El ejercicio mejora tu libido?

A: Sí. La libido, como deseo sexual, es una de las áreas de la sexualidad femenina que más cambia. En el deseo de la mujer es donde mejor se percibe que es cíclica y que va cambiando. Puede pasar por muchísimas razones, desde que tenga estrés a que se haya quedado embarazada.

Cuando haces ejercicio bombeas más sangre, con lo que estás llevando oxígeno a todo tu cuerpo y al cerebro. El cuerpo está más fresco, por así decirlo, está más irrigado.

Eso contribuye a que los genitales puedan llenarse de sangre, tanto el pene como la vulva, que también lo hace. Además, te sientes mejor, mejora tu autoestima, te encuentras más deseable y, si tu pareja también lo hace, sientes más deseo hacia la otra persona.

P: ¿No sentir placer hace que cada vez tengas menos deseo? ¿Nuestra energía diaria afecta a nuestro deseo? ¿Es algo más físico o mental en las mujeres?

A: Tener placer es una de las recompensas de haber tenido sexo: has llevado a cabo una acción y has tenido una recompensa. Si yo tengo un sexo que no me gusta, que me duele o cuando no quiero, acabaré por bloquear ese deseo y entenderé que el sexo no me gusta.

Cuando estás muy bajita de tono tienes que subir tu energía para encenderte; es decir, cuando tú desencadenas la respuesta sexual el cuerpo empieza a agitarse. Empiezas a respirar de una forma más rápida, más corta, notas que el cuerpo empieza a vivir todos esos cambios. Esa energía se pone a disposición de lo sexual.

P: ¿La masturbación puede sustituir completamente al sexo en pareja o son complementarios?

A: Como diría Betty Dodson: «Antes estaba convencida de que la masturbación llevaba al sexo, pero ahora sé que la masturbación es sexo. La próxima vez que alguien le pregunte "¿Cuándo tuvo su primera experiencia sexual?", debería responder que su primer contacto con el sexo fue la masturbación».

La masturbación no debe verse como un sustituto, no lo es; es más, generalmente, a mayor frecuencia de masturbación, más ganas se tienen de tener sexo compartido.

P: ¿La práctica de sexo te aporta energía o te resta fuerza para afrontar la jornada?

A: Aquí yo separaría dos momentos. Uno que es más inmediato, justo después de tener sexo. Los franceses llaman al orgasmo *petite mort*, «pequeña muerte», por esa sensación que deja inmediatamente después. Una de las cosas que pasan después de tener un orgasmo es que sube la prolactina, sobre todo a los hombres, y generalmente les da somnolencia. En este período necesitan un ratito para echarse un «mini rosco», una pequeña siesta. A veces esto a la pareja le sienta mal, porque se ha generado oxitocina y es el momento adecuado para abrazarse y fortalecer los vínculos afectivos.

A largo plazo, si tú tienes una vida sexual activa, te da más energía; es decir, eres una persona con un tono de energía más alto. Como ya hemos hablado de hormonas y neurotransmisores, esa continuidad hace que, a partir de los cincuenta, tanto en hombres como en mujeres, esas conexiones contribuyan a mejorar la memoria, la toma de decisiones y el equilibrio de las emociones.

P: Haces referencia a Farrie Sosa con la frase: «Cuanto más placentero es tu cuerpo, más poderoso». ¿Sentirnos poderosas puede ayudarnos a encontrar el bienestar pleno?

A: Claro, en el momento en que tú te conoces mejor, tienes más conocimiento sobre tu salud y sobre tu placer, eres autónoma. Cuando eres autónoma, parece que no necesitas a otra persona, y esto no es verdad. Ser autónoma quiere decir que eres tú quien decide, también quien decide compartir con otro.

P: ¿Habría que normalizar el uso de los juguetes sexuales? ¿Sigue siendo un tema tabú socialmente hablando? ¿Cuáles son sus beneficios?

A: El mundo y el futuro cada vez están más fragmentados. Hay personas que utilizan muchos juguetes sexuales y tienen varios en casa, mientras que hay gente que no los ha probado nunca. Así que es complicado hablar de una media.

Los juguetes sexuales, sin lugar a duda, están en el mercado y se venden, pero siguen siendo tabú, aunque cada vez menos. En los últimos años, de todas formas, hemos vivido un cambio muy importante.

En el tema de los juguetes sexuales, como en muchos otros, está «la norma de la sexualidad», que consiste en que cada uno considera que lo normal es lo que hace uno mismo y su círculo más cercano. Lo que sí sabemos, porque cada vez tenemos más datos, es que se venden más juguetes sexuales que nunca. En la pandemia, hay marcas que han crecido un 20 % y cada vez compra más gente. Antes solo compraban hombres, luego empezaron a comprar las mujeres y ahora empieza a haber mucha más mezcla.

Si pensamos en cómo ha cambiado la industria de los juguetes sexuales en los últimos años, parece que hay una tendencia hacia el bienestar más allá del placer.

Los juguetes sexuales tienen muchos beneficios. Para empezar, la razón por la que se crearon, no cansarse: la estimulación puede ser agotadora y los juguetes suelen tener muchas horas de carga. Te ayudan a abrir nuevas conversaciones en pareja y a jugar con algo nuevo y divertido. Además, hay muchos donde escoger y estimulan la imaginación.

P: Hay muchas mujeres que padecen anorgasmia. ¿Qué porcentaje? ¿Llegar al orgasmo nos ayuda a alcanzar el bienestar y mejorar nuestra calidad de vida? ¿Este bloqueo se puede tratar? ¿Cómo podemos mejorar nuestros orgasmos? ¿Qué beneficios tienen?

A: A mí, en vez de anorgasmia, generalmente me gusta pensar en preorgasmia; es una palabra que me parece más amable.

P: Pero eso parece antes del orgasmo.

A: No, en realidad, lo que parece es que son mujeres que todavía no han tenido un orgasmo, pero lo van a tener. Sobre cuántas mujeres no alcanzan el orgasmo depende de los estudios que leas. Hay estudios que solo han valorado orgasmos estimulados vaginalmente, con muestras pequeñas... Lo que está claro es que es una cifra lo bastante alta como para considerarla inquietante.

También sabemos que la inmensa mayoría de las veces en las que las mujeres no consiguen alcanzar un orgasmo son razones psicológicas, y que si lo trabajas puedes conseguirlo. Es una tasa muy alta y es muy muy raro que una mujer, por unas cuestiones fisiológicas o por una enfermedad, no pueda tener un orgasmo. Generalmente una mujer puede tener un orgasmo. Esto no quiere decir que las mujeres que aún no han tenido un orgasmo no disfruten del sexo. Hay muchas mujeres que vienen a consulta y dicen: «Yo no he tenido nunca un orgasmo, pero sin embargo, estoy con mi pareja y me penetra, y esa sensación a mí me llena y me siento muy plena» o «me encanta porque puedo tocarle, abrazarle, o lo que sea».

De unos años a esta parte, ha habido un cambio, porque cada vez más las mujeres empiezan a demandar: «Yo nunca he tenido un orgasmo, no me ha importado, pero ahora no me conformo».

Los mensajes son distintos, «aunque siga casada con la misma persona» o «me acabo de divorciar y quiero tener un orgasmo», o «soy capaz de tener orgasmos sola pero no en pareja». Muchas mujeres van tensando el cuerpo y van acumulando energía, y, de repente, llega un momento en el que se bloquean, por distintas razones, y no pueden más. Sienten que están a punto y no llegan. Esto genera muchísima frustración porque quieren ir más allá y no pueden. Además, está la presión social; todo el mundo está hablando del Satisfyer y estas mujeres se sienten estropeadas, «¿Por qué yo no puedo?». Esta situación genera mucho malestar.

P: ¿Entonces el orgasmo se puede tratar?

A: Sí, claro, evidentemente. Gran parte de mi trabajo es ese.

P: Y mejorarlo, ¿cómo lo podemos mejorar? ¿O cuando tenemos un orgasmo va a ser siempre así?

¿CÓMO MEJORAR EL ORGASMO?

A: Para empezar, vamos con los previos. Vamos a dedicarnos un rato a nosotras mismas. Para conocernos mejor y conectar con nuestro placer. Si es posible, reserva al menos una hora en una habitación calentita que sea completamente privada. Apaga el teléfono y ponlo en otra habitación. Aunque no es necesario, también es bueno tener luz de velas y música que te guste. Lo primero que vamos a hacer es conocer nuestra vulva, así que vamos a explorar. Puedes ponerte un espejo entre las piernas; la forma más cómoda para hacerlo es sentada con las piernas dobladas y la pelvis hacia delante. Ponte aceite en las manos y pasa unos minutos haciendo un masaje general mientras observas tu vulva en el espejo. Disfruta de las sensaciones placenteras mientras presionas, aprietas y mueves las manos sobre toda el área.

Cada vulva es diferente, pero, aun así, podemos encontrar puntos en común. Si no tienes una imagen mental de dónde están pasando las cosas, es difícil que puedas sentir.

Pon el foco de atención en las sensaciones que experimentas durante las distintas fases de la respuesta sexual, ya que aumentará los niveles de excitación y, por tanto, la experiencia será más placentera. Siente, mueve, toca y piensa para conectar con esa parte del cuerpo. Entra en acción tu suelo pélvico:

Relaja y contrae conscientemente los músculos vaginales mientras respiras profundamente varias veces.

Respira profundamente y exhala con un suspiro sonoro.

Envía pensamientos amorosos a tu cuerpo.

A través del masaje de la vulva conseguirás que tu clítoris se vaya hinchando, ya que te vulva estará más irrigada.

Evita tensar el cuerpo y mantenerlo rígido, y ve acompañándote del movimiento de las caderas.

Haz movimientos que te hagan sentir bien. Empieza a apretar y soltar el pubococcígeo que es el músculo que sostiene la vejiga y el recto y que ayuda a controlar el flujo de orina. Si no estás segura de lo que deberías estar sintiendo puedes poner algo de aceite en tu dedo medio e ir introduciéndolo con cuidado en tu vagina. Una vez ahí, puedes inspirar e intentar apretar tu dedo, y espirar y relajar la musculatura.

Añade la estimulación del clítoris, primero con el dedo lubricado. Aparta todas las expectativas de lo que «deberías» sentir. Solo observa lo que está sucediendo sin emitir ningún juicio. Sigue con la mano mientras estés cómoda. Cuando desees más sensación en el clítoris, añade un vibrador. Sigue con esto mientras te sientas bien.

El objetivo del amor propio es entrenar el cuerpo para que tolere niveles más altos de placer sexual que duren más que unos pocos momentos.

Cuando consigas estar en contacto con la musculatura del suelo pélvico, estarás preparada para hacer una penetración lenta. Si eres novata en la penetración vaginal, comienza con el dedo. Luego usa un dildo.

Hay que tomarse un tiempo para construir la intensidad de nuestros orgasmos y sentir una mayor satisfacción sexual. Cuando haces contracciones voluntarias de los músculos pubococcígeos (músculos que rodean la vagina), el cerebro interpreta que ya se está cerca de conseguir el orgasmo y lo desencadena con mayor facilidad.

Utiliza fantasías. La fantasía es el corazón del proceso creativo. Cuando tenemos un pensamiento erótico, nos perdemos en el placer, olvidamos nuestras rutinas diarias y nos metemos en nuestro cuerpo.

Es importante dejar a un lado todas creencias sobre cómo crees que debe ser un orgasmo. Mantén la mente abierta y presta atención a las buenas sensaciones que están ocurriendo en tu cuerpo. Ten paciencia.

Todas las personas somos únicas, no nos sirve a todas lo mismo.

P: Almudena, tú eres la única facilitadora certificada de Bodysex. Para las mujeres que no lo saben, ¿qué es el Bodysex? ¿Qué relación hay entre tu cuerpo y tu sexualidad?

A: Bodysex es un taller que diseñó la doctora Betty Dodson, una de las personas más relevantes e influyentes en la revolución sexual norteamericana. Su libro *Sex for One* sigue siendo una de las referencias principales en sexología sobre masturbación y autoconocimiento.

Me siento muy afortunada por haber podido formarme con ella y Carlin Ross, su discípula, en Nueva York y haber participado en sus talleres. Estoy acreditada por Betty y Carlin para impartir su taller.

Bodysex es un taller intensivo en el que se trabaja de forma práctica. Se centra primero en la autoexploración para conocer nuestro propio cuerpo; por ejemplo, hay muchas mujeres que nunca han visto su propia vulva porque les produce cierto reparo. Trabajamos ese desconocimiento y esos prejuicios sobre nuestro propio cuerpo, lo que nos permite pasar a la siguiente parte del taller, en la que se aprenden técnicas de masaje que nos faciliten llegar al orgasmo por nosotras mismas.

En el Bodysex nos dedicamos a hablar de cómo ser más dueñas de nuestro propio cuerpo y de nuestro placer, de que hay que tener una relación sana y positiva con el cuerpo.

P: ¿Qué tipo de mujeres hacen el taller de Bodysex?

A: Todo tipo de mujeres. Este taller es para mujeres mayores de edad, así que cualquier mujer mayor de dieciocho años es bienvenida.

A los talleres acuden mujeres de distintas partes del mundo, muy diferentes, pero todas repiten frases parecidas: «Me siento muy insegura con mi cuerpo», «no consigo conectar con mi cuerpo». Da igual de dónde seas; puede ser que lo hayas tenido más fácil porque hayas tenido más acceso a la educación, pero el hecho de ser mujer es transversal.

P: Y el nivel cultural, ¿crees que influye? Por ejemplo, ¿crees que quienes tienen una mayor cultura o más formación son más abiertas a este tipo de temas que gente que han tenido una cultura o unas costumbres más reprimidas.

A: No en la noción que tenemos de formación. Lo que falla es el autoconocimiento. A los hombres esto no les pasa porque sus genitales son externos, se los ven desde pequeños y la masturbación es algo asumido durante la adolescencia. Pero con las mujeres es distinto; por eso vienen mujeres con bagajes muy distintos. En algunos casos han podido recibir una educación más rígida y en otros, por algún motivo o experiencia, no han desarrollado una relación positiva con su sexualidad que les haya permitido conocer su propio cuerpo. La mayoría de las veces no se trata de nada traumático; lo común a todas ellas es que, por unas razones u otras, no han terminado de conocer cómo funcionan ni su cuerpo ni el placer.

Bodysex es un taller que te ayuda a mejorar tu propia imagen personal y tu sexualidad, acompa-ñado esto por el placer; es decir, es un taller para que tú te sientas mejor en tu cuerpo y para que tú te reconcilies con tu placer.

P: ¿Cuántos orgasmos recomiendas tener de media en una semana o un mes?

A: Yo recomiendo que tengas los que quieras tener. Esto puede sonar ambiguo, pero igual que dos orgasmos a la semana ayuda a evitar a las personas con pene tener cáncer de próstata, en el caso de personas con vulva mejoran la hipertensión y muchísimos otros aspectos.

Con la sexualidad femenina pasa una cosa interesante que no les ocurre a los hombres. Si te desconectas de tus genitales, dejas de sentirlos. El ser humano tiene otras necesidades: si no comes o si no respiras, te mueres, pero si no tienes sexo, no te mueres. Hay muchísima gente que vive sin sexo y no pasa nada. Tu calidad de vida desciende, pero no te sale una segunda cabeza.

Si quieres estar conectada contigo misma, conectada con tu pareja, quieres que tus genitales estén jugosos, que tu vulva esté jugosa, blandita, húmeda, o sea, quieres estar conectada con tu cuerpo, es algo que deberás tener presente.

Hay personas que vienen diciendo que están desconectadas de su cuerpo por la situación que estamos viviendo en la que no tocas a nadie, no abrazas a nadie, no tienes contacto con nadie y, de repente, dicen no sentirse. Aparte, tú no te tocas, vas al baño y te limpias, en la ducha te limpias, pero, en el fondo, es como si hubiera partes de tu cuerpo que no te tocaras, y llega un momento en que te insensibilizas, como una esponja de bebé que no mojas y que se pone dura. Esa parte de tu cuerpo hay que conectarla.

DR. DIEGO GARCÍA-BORREGUERO

Neurólogo y experto en sueño

Tengo que confesar que, desde que soy madre, soy incapaz de dormir más de cuatro horas seguidas. Mi cuerpo está en una alerta constante y nunca llego a tener un sueño profundo. Sabía que, a largo plazo, esto podría traerme consecuencias muy negativas, por lo que me puse en contacto con el doctor Diego García-Borreguero, director del Instituto del Sueño.

PILAR: ¿Por qué dormimos? ¿Cuál es el proceso cerebral?

DR. GARCÍA-BORREGUERO: Se ha descubierto que durante la vigilia el cerebro genera algunas sustancias que son tóxicas, se habla de neurotoxicidad, para las propias neuronas. El mismo consumo de energía de las neuronas hace que se produzcan desechos que se sitúan en el espacio extracelular, es decir, fuera de las neuronas. Es como la basura en las casas; si hay vida dentro de las casas, habrá basura en algún momento. La sustancia que, hoy por hoy, se considera clave es un aminoácido que se llama «adenosina» y que se acumula en la corteza cerebral. Por otro lado, se ha descubierto recientemente lo que se podría considerar un «sistema de recogida de basuras» en el cerebro. Es el llamado «sistema glimfático». La acumulación de adenosina, que puede ser tóxica a dosis elevadas, actúa como señal de alarma para el centro de sueño cerebral y hace que se active, lo que hace que el proceso de sueño comience.

P: El cerebro ya ve que tiene una acumulación muy grande de desechos y que necesita dormir.

G-B: Exactamente, es una forma de limpiarte el cerebro para luego poder funcionar durante el día. Lo que sí sabemos es que, si no se duerme, no hay posibilidad de vida; sin sueño, morimos.

P: Si no puedo dormir y estoy en la cama toda la noche, quieto, tranquilo, mirando al techo, ¿descanso algo o es mejor levantarse?

G-B: Teniendo en cuenta que al estar en la cama ya hay una reducción del consumo de energía, en principio con permanecer en la cama ya estaremos descansando algo. Si eso es todo lo que vamos a descansar en una noche concreta, mejor que estemos en la cama, pues ahí, al menos, no gastaremos energía. Sin embargo, si lo hacemos de manera habitual, puede ser contraproducente, ya que a medio plazo tiende a cronificar el insomnio.

Desde otro punto de vista, el sueño tiene una función específica de regeneración del cerebro. No se sabía hasta hace poco cuál era la función del sueño. «¿Por qué dormimos?».

A lo largo de la evolución de las especies, aquellas con una conducta más compleja, con un cerebro más desarrollado y con una mayor actividad cerebral son las que más sueño necesitan. Hay una gran relación entre una cosa y la otra: entre el desarrollo y la actividad cerebral, y la necesidad de sueño.

P: ¿Cuánto tiempo se cree que podríamos estar sin dormir y cuánto tiempo podríamos estar sin comer?

G-B: Se calcula que el ser humano podría estar sin dormir ni un solo minuto alrededor de los 7 o 10 días.

Cuando no dormimos nada, al día siguiente notamos cansancio y somnolencia. Hay también síntomas cognitivos, como dificultad de concentración, dificultad de evocación de recuerdos, dificultad de rendimiento, mal humor... Con el tiempo, si la siguiente noche seguimos sin dormir, vamos a experimentar los primeros síntomas neurológicos, los que yo llamo «blandos». Puede empezar a haber fasciculaciones en la musculatura, esa especie de pequeños temblores en una zona concreta. Con el paso de los días aparecerán síntomas más graves, como las crisis epilépticas, alucinaciones o síntomas delirantes. De la investigación en animales sabemos que se producirán problemas metabólicos (con pérdida neta de calorías y de peso) e infecciones que al final llevan a la muerte.

P: ¿Qué influencia tiene el sueño en el rendimiento físico y qué influencia tiene en el rendimiento mental?

G-B: Durante el sueño se producen procesos metabólicos necesarios para el rendimiento físico. Tenemos dos tipos de sueño:

Sueño NO REM: Dicho de una manera muy global, este es el sueño más profundo. Es el que tenemos al comienzo de la noche, durante las dos o tres primeras horas. Es un sueño que tiene mucho que ver con procesos metabólicos, procesos inmunológicos, reparación de heridas y lesiones; es el momento en que los niños segregan la hormona del crecimiento (por ello tienen mucho sueño profundo).

Sueño REM: Este se produce más en la segunda parte de la noche. Guarda relación con procesos de consolidación de memoria, aprendizaje, etc. Es un sueño en el que el cerebro se activa y, de alguna manera, lo que viene a ocurrir es que la «memoria RAM» (que sería el símil informático para comparar nuestra memoria transitoria) ha adquirido los conocimientos, los recuerdos y la información durante el día para luego archivarla en el disco duro. Es igual que cuando archivas en un ordenador. Antes de apagarlo, debes archivar todo el contenido. Como resultado de este proceso de filtración y reorganización de recuerdos y sensaciones contenidas en las unidades de memoria, la mente lo percibe de una manera aleatoria durante los sueños. Los sueños son un reflejo de la reorganización de la información adquirida, que en ese momento está archivándose en nuestro «disco duro». Tú ves unidades de información y las analizas desde la vigilia. A esa información le das un sentido subjetivo.

P: Cuando recordamos nuestros sueños, ¿es porque hemos descansado más y procesado la información?

G-B: Para recordar los sueños hay que despertarse en la segunda mitad de la noche. Hay que despertarse a partir del sueño REM, porque, de hecho, en el momento en que te despiertas, el sueño tarda segundos en desaparecer. O bien lo archivas rápidamente en el «disco duro» y ahí lo recuerdas (haciendo un esfuerzo), o bien hay gente que lo hace de una manera un tanto innata.

P: ¿Tener pesadillas quiere decir que hemos descansado menos?

G-B: Las pesadillas son sueños cargados de ansiedad. Pueden hacer que descanses menos. Que haya ansiedad quiere decir que una parte del cerebro, la que descarga adrenalina, no se ha inactivado lo bastante a lo largo de la noche; esto hace que el sueño sea más superficial y por eso no descansas.

Hay que tener en cuenta que tenemos una parte del cerebro que regula el sueño y varias zonas que regulan la vigilia. Para que el sueño cumpla su función regeneradora tiene que haber una inhibición recíproca entre los centros cerebrales de sueño y de vigilia. Si no se produce está inhibición de los centros de vigilia, padeceremos situaciones de duermevela o incluso directamente de insomnio.

P: Dormir superficialmente hace que cada vez tengas una percepción de la realidad más negativa, ¿verdad?

G-B: Dormir superficialmente quiere decir que el sistema linfático no funciona adecuadamente; es decir, que el «sistema de recogida de basuras» ha venido con el camión, pero no ha podido llevarse todo. Las sustancias neurotóxicas persisten aún. Esto hace que en último término al día siguiente también persista la somnolencia.

P: ¿El estrés y la ansiedad hacen que no podamos dormir o, por el contrario, no poder dormir produce estrés y ansiedad?

G-B: Se producen las dos cosas: por un lado, la ansiedad y el estrés dificultan el sueño, pero, por otro, el insomnio también aumenta la ansiedad durante el día. Hay personas que tienen un umbral de dolor muy alto.

P: Con la ansiedad aumenta el nivel de cortisol, ¿verdad?

G-B: De cortisol y noradrenalina. Tiene un elemento psicológico de percepción, es la percepción de una amenaza. Es un reflejo que tenemos en el cerebro. La ansiedad tiene un correlato biológico que son la noradrenalina y el cortisol. Ante una percepción de amenaza tenemos dos respuestas:

• Correr

Esta es la primera respuesta al estrés. Para ello tienes que preparar tu corazón para que lata con más velocidad, tienes que aumentar la presión arterial, tienes que cambiar, en definitiva, todo el sistema metabólico y prepararte para la acción.

• Quedarte quieto

Para explicar el estrés y la ansiedad pongo el ejemplo de un coche. Imagínate que el sistema de enfriamiento no funciona bien o que el recalentamiento ha sido excesivo. Esa falta de enfriamiento va a hacer el sueño difícil o, si el sueño inicial se permite, va a tardar muy poco en despertarte. Tiende a ser como unas brasas que no acabas de apagar en una chimenea. Lo que en el cerebro no se apaga es el sistema nervioso simpático, que es precisamente el que regula el estrés. Al no apagarse del todo dificulta la actividad de los centros de sueño. Todo ello puede impedir la iniciación del sueño y hacer que el sueño sea superficial.

P: ¿Cuál es la mejor hora para practicar deporte?

G-B: Esto varía un poco según las personas, pero yo tiendo a recomendar hacer deporte unas cuatro o seis horas antes de dormir, sobre todo a los pacientes con insomnio. Yo suelo decir a los pacientes que practiquen cardio; es decir, deporte que implique elevación de temperatura corporal y, con ello, sudoración. Uno de los efectos del deporte (cardiovascular) es que sube la temperatura corporal, que lleva a la sudoración y a la liberación de calor. El sueño está íntimamente ligado al mecanismo que regula la temperatura corporal. Cuando la temperatura tiende a caer por mecanismo de autorregulación, la somnolencia es máxima. En una persona que hace deporte a las 6 de la tarde, inicialmente, se eleva la temperatura corporal, incluso durante la misma ducha y, en algún momento, se va a llegar a un máximo de la temperatura corporal para a continuación comenzar a caer. Esa disminución de temperatura corporal conlleva relajación muscular y somnolencia.

P: ¿El deporte por la mañana nos activa? Hay gente que cree que estará más cansada. Por otro lado, si tuvieras que hacer deporte, ¿lo recomendarías por la mañana o por la tarde?

G-B: Te activa, por supuesto. Yo se lo recomiendo a todos los pacientes y es de los temas que más cuesta en España. Si lo que quieres es mejorar el sueño, yo recomiendo hacer deporte alrededor de las 6 de la tarde, unas seis horas antes de meterte en la cama. Si es para sentirte bien durante el día, después de hacer deporte vas a sentirte mejor durante la jornada y vas a afrontar mejor los problemas que surjan.

P: Sobre los ritmos circadianos, ¿por qué son tan determinantes con respecto al rendimiento físico?

G-B: Prácticamente no hay función de nuestra fisiología que no venga regulada por los ritmos circadianos, por ese reloj cerebral. El sueño, por supuesto, es esclavo de ese reloj cerebral. Aun así, además, todo lo que son procesos metabólicos (apetito o digestión, por ejemplo) va a depender de ese reloj cerebral. Este va a darle una orden a la glándula tiroides para que aumente la liberación de hormonas tiroideas, pero también les dará una orden a las estructuras cerebrales de tal manera

que tanto los reflejos como la actividad muscular sean máximos a determinada hora. El rendimiento intelectual y físico tiende a ser máximo, de manera habitual, entre las 7 y las 9 de la noche. Hay excepciones que tienen una base genética, llamadas «cronotipos». Para el rendimiento físico la hora ideal tiende a ser la última hora de la tarde.

P: ¿Dormir quema calorías?

G-B: No consumes tantas calorías como en vigilia, pero siguen ejecutándose procesos metabólicos. No es que el sueño queme calorías, sino que se producen los procesos de regeneración necesarios para poder quemarlas durante el día. Las personas que duermen bien tienen más energía durante el día y, con ello, queman más calorías. Durante el sueño los procesos metabólicos continúan, pero el margen de actuación es pequeño.

P: ¿Cuántas horas de media tendría que dormir un adulto con un ritmo de vida normal?

G-B: Si le preguntas a la gente cuánto necesitan dormir, un 60 o 70 % te dirá que entre seis y ocho horas. Están contestando subjetivamente lo que creen que necesitan, que difiere de lo que necesitan de verdad.

El adulto joven necesita una media de 8 horas y 16 minutos, lo que es más de lo que la gente suele pensar. Todos estamos sometidos a un proceso crónico de privación parcial de sueño. La sociedad moderna nos ha desestructurado la comida y el sueño. Antes había una gran estructuración de los horarios de comida y esto se ha perdido. Es raro comer o cenar en familia. Esto mismo ocurre con el sueño, aunque se ve más en Estados Unidos que en Europa. Cada uno duerme cuando puede, como puede, a las horas que puede y menos de lo que debe.

P: ¿Qué efectos tiene no dormir las horas necesarias?

G-B: La falta de sueño va a ir erosionando algunos sistemas en el organismo. Si, por ejemplo, hiciéramos una encuesta de un millón de personas, la repitiéramos 2 años después y buscáramos los causantes de la mortalidad, la falta de sueño aparecería como un factor asociado a la mortalidad. Hay una relación entre sueño y mortalidad. Por otro lado, se ha llevado a cabo el experimento de someter a personas de veinticinco años, sin patologías de ningún tipo, a una dieta de sueño por la que solo podían dormir 5 horas diarias. Las cifras de cortisol y noradrenalina se elevan y la tolerancia a la glucosa disminuye, lo que convierte a jóvenes sanos en prediabéticos. Además, en situación de privación parcial de sueño se produce una disminución de leptinas y un aumento de grelinas. Ambas sustancias regulan el apetito. Como resultado, cada vez tienen más apetito y menos sensación de saciedad. Si esto lo llevamos a largo plazo, vemos que la falta de sueño se compagina con la obesidad. Lo que ocurre, en resumen, es que la falta de sueño está convirtiendo a la población en más proclive a la diabetes, más proclive a las enfermedades cardiovasculares y, así, a una mayor mortalidad. Con esto se ven los efectos a corto y largo plazo.

Inicialmente contamos con sistemas de compensación suficientes, pero es un sistema hormonal que estamos forzando cada día y algún día explotará, lo que hace muy difícil la vuelta atrás. Además, durante el sueño se produce una reorganización de la respuesta inmunológica, especialmente la de tipo celular. Dos datos sobre esto:

- La proclividad a contraer infecciones es mayor en aquellas personas que duermen menos. Hay una mayor tendencia a las infecciones, una mayor tendencia al cáncer...
- En un estudio sobre la vacuna antigripal, los títulos de anticuerpos en las personas que dormían más eran mayores que en las que dormían menos. O sea, ante la covid aquellos que duermen más van a responder mejor a la vacuna. Si duermes más, produces más anticuerpos.

P: Otra hormona bastante famosa es la melatonina. ¿Es bueno el uso de melatonina fuera de lo que pueda segregar nuestro propio cuerpo?

G-B: Digamos que no es malo. Esta sustancia tiene una toxicidad muy baja, pero no siempre es útil para dormir.

El reloj cerebral está conectado con una glándula que tenemos dentro del cráneo, aunque fuera del cerebro. Es la «glándula pineal», una fábrica especializada en el monocultivo de melatonina. En el momento en el que el reloj cerebral se activa, envía una orden a esa glándula para que comience a producir melatonina. Durante el día no produces melatonina, primero porque no está programada esa orden y segundo porque la luz inhibe la secreción de melatonina. Tiene que coincidir la ausencia de luz con que se le dé la orden.

A través de la sangre la melatonina accede a diversos órganos, pero para cada uno este incremento de melatonina significará algo distinto. La elevación de nivel en cada órgano y cada célula tiene un mensaje oculto. En humanos la elevación de melatonina se traduce en sueño. En otras especies, especialmente las nocturnas, se traducirá en vigilia y actividad.

Hay personas que segregan melatonina con retraso y, por ello, tienen dificultad para iniciar el sueño. Otras la segregan también con retraso porque la inhiben mediante la exposición a la luz por la noche. Vivimos en una cultura cada vez más electrónica y dependiente de la imagen. La misma televisión hace que se transmita, a través de fotorreceptores en la retina, una señal que llega al reloj cerebral y a esta glándula, y con la que se interpreta que es de día, aunque sean en realidad las 11 de la noche. Esto hace que el reloj cerebral nos mantenga en modalidad de día. La información siempre llega a ese reloj a través de la retina.

P: Entonces hay que apagar la luz para que el cuerpo sepa que hay que dormir.

G-B: Exactamente. La misma existencia de la luz eléctrica ha hecho que el sueño humano, tal como lo entendemos, tenga una estructura y unos horarios artificiales, es decir, no fisiológicos. Antiguamente, o en condiciones naturales, la gente se dormía antes y durante más horas. Dentro del sueño, también hay un período de la noche en que somos menos propensos al sueño, que suele coincidir con las cuatro o cinco de la madrugada. Cuando estamos preocupados por algo, aumenta el nivel de alertabilidad y, si te despiertas, vas a hacerlo alrededor de las cuatro o cinco de la mañana. Luego, si tienes la mañana para seguir durmiendo, suele llegarte una segunda oleada de sueño.

La melatonina es poco tóxica y, ¿eficaz? Si tu problema es que no segregas la melatonina lo bastante pronto, sí es eficaz, claramente. Si el problema no está relacionado con la producción propia de melatonina, puedes tomar toda la melatonina externa que quieras que va a tener muy poco efecto. Sobre el efecto anticancerígeno no me atrevo a opinar...

P: También dicen que es muy importante la ropa y la temperatura, ¿por qué?

G-B: Durante el sueño perdemos capacidad de autorregular la temperatura corporal e independizarla de la del entorno en el que nos encontremos. El termostato puede oscilar, pero con un margen mucho más reducido del que tiene durante la vigilia. Si bien durante el día podemos estar a temperaturas externas bastante bajas o bastante altas, y aun así nuestra temperatura corporal se mantiene constante y podemos funcionar bien, durante el sueño el margen de variación es menor. En esas circunstancias, el termostato cerebral «necesita pedir ayuda» a otra estructura cerebral y hace que te despiertes porque no puedes mantener la temperatura dentro de los márgenes necesarios. Por ello, el número de despertares va a ser mucho mayor cuando la temperatura ambiental sea más alta o baja. La temperatura ideal para dormir, y esto es algo contrario a lo que suele decirse, se sitúa entre los 16 y los 20 o 21 grados centígrados en la habitación. Tendemos a dormir mejor con temperaturas más bajas.

P: El síndrome premenstrual, ¿afecta realmente al sueño?

G-B: Estamos hablando de entre 2 y 6 días antes, el período justo entre la ovulación y el comienzo de la menstruación. Ahí hay un momento en el que se empieza a producir progesterona. Muchas mujeres tienen síntomas premenstruales, en torno al 60 u 80 %, y la mayoría de las mujeres los días previos a la menstruación se sienten hinchadas, sienten algo de dolor, quizá están un poco peor de ánimo. Cuando hablamos de síndrome premenstrual estamos hablando de un síndrome clínico. Sobre todo, afecta a la función e incluso tal vez no sea posible ir a trabajar (estos casos son en torno al 10 %).

La causa no se conoce bien, pero la progesterona producida en el ovario penetra en el cerebro (también los estrógenos) por la permeabilidad de la capa que rodea el cerebro. En el cerebro la progesterona tiene algunos efectos activadores, como elevar la temperatura corporal durante la noche, y puede interrumpir el sueño, aunque ella misma genera su antídoto, porque se metaboliza y se convierte en un neuroesteroide. Este es un derivado que tiene un efecto sedativo sobre el cerebro, parecido al que tiene un Valium.

DR. JAVIER GARCÍA CAMPAYO
Psiquiatra y experto en mindfulness

¿Vosotras meditáis? A mí me ha costado mucho iniciar el camino hacia la atención plena, no tenía muy claro en qué podía ayudarme. Esto cambió tras hablar con algunas amigas que lo practicaban y me transmitían que la vida les había cambiado a mejor. Creo que el secreto para entender el valor del mindfulness es tener un buen guía. Una de las personas más reconocidas en esta materia es el doctor Javier García Campayo. Logré contactar con él para que me ayudase y me guiase a nivel personal, por lo que también aproveché su enorme generosidad para incluir su testimonio en este libro.

¿Qué es el diálogo interno?

Es la charla que mantenemos con nosotros mismos continuamente, que comenta, evalúa y juzga todo lo que ocurre. Es la interpretación del mundo. Epicteto decía que lo que nos hace felices o desgraciados no es lo que nos ocurre, sino lo que pensamos que nos ocurre. En mindfulness somos conscientes de ese diálogo interno y, con la práctica, lo hacemos desaparecer progresivamente, lo que nos genera una sensación intensa de paz y bienestar. Por el contrario, el estrés va asociado a estar siempre pensando.

¿Por qué es importante la atención en el mundo actual?

Se considera que la sociedad actual es la que, a lo largo de la historia de la humanidad, ha desarrollado menor capacidad de atención. El uso de las nuevas tecnologías y la hiperestimulación sensorial a la que estamos sometidos ha producido este fenómeno, sobre todo en nuestros hijos. Se cree que esta es una de las razones del amplio éxito que tiene el mindfulness, o atención plena, en el mundo moderno.

PILAR: ¿Qué es y qué no es mindfulness? ¿Para qué sirve?

DR. GARCÍA: Mindfulness o «atención plena» es un estado de la mente que se describe como «estar atento al momento presente con aceptación». También describe la técnica psicológica que permite alcanzar este estado y que consiste en la práctica de un tipo específico de meditación, denominado «atencional». Este estado se asocia a un gran bienestar físico y psicológico, y, por esa razón, la práctica de mindfulness está extendiéndose de forma exponencial en el mundo.

P: ¿Cuáles son las diferencias entre la meditación y el mindfulness?

G: Según la psicología, existen tres tipos de meditación distintos: 1.- Atencionales, que desarrollan la atención. 2.- Generativas, que buscan desarrollar cualidades que la mente no tiene o presenta de forma insuficiente (como compasión o aceptación) y 3.- Deconstructivas: que tratan de percibir de forma adecuada aspectos que la mente interpreta de forma distorsionada, como es la visión el yo, de nosotros mismos.

El mindfulness solo se desarrolla con meditaciones atencionales; los otros tipos de meditación producen otros efectos. Por el contrario, puede desarrollarse la cualidad de la atención plena no solo practicando mindfulness, sino también desarrollando la aceptación.

P: ¿El mindfulness es diferente en mujeres y hombres?

G: Mucha gente piensa que los hombres tienen menos pensamientos rumiativos y preocupaciones que las mujeres. En general es así, pero la cantidad de pensamientos que tenemos ambos sexos es el mismo. El tipo de prácticas de mindfulness o su eficacia es igual para hombres y mujeres. La diferencia principal es que las mujeres tienen más capacidad de manejarse con las emociones y de buscar ayuda; por eso el porcentaje de mujeres que practica mindfulness, igual que ocurre en otras psicoterapias, es más elevado y suele suponer el 70-75 % del total, mientras que en los hombres solo supone el 25-30 %.

P: ¿Cómo cambia la vida de las personas que empiezan a practicar mindfulness?

G: El mindfulness produce dos cambios principales al aumentar la atención:

1. Incrementa la eficacia de cualquier actividad que se realice, ya sea trabajar, estudiar o practicar algún deporte.
2. Al facilitar que la mente sea más estable, esta es más capaz de no quedarse atrapada por pensamientos y emociones negativos, y se centra más en pensamientos y emociones positivos. De esta forma una mente estable es más feliz y positiva.

P: ¿Por qué la práctica del mindfulness está relacionada con una esperanza de vida mayor?

G: Actualmente se considera que el estrés es la causa de una gran cantidad de enfermedades. El estrés produce un aumento crónico del cortisol en sangre, lo que altera los mecanismos de neuroinflamación (citokinas e interleukinas) y favorece los procesos proinflamatorios. Esta inflamación subcrónica produce lesiones en el aparato cardiovascular (infartos y coronariopatías) y favorece la aparición del cáncer (porque disminuye la actividad de la inmunidad celular, que elimina las células neoplásicas que aparecen periódicamente), diabetes o depresión. El mindfulness se considera una de las técnicas más eficaces para el control del estrés.

Actualmente se puede conocer la esperanza de vida del individuo por la longitud de los telómeros, unas proteínas que se encuentran en el extremo de los cromosomas y que se retraen con la edad. Otros factores que también evitan el acortamiento de los telómeros son el ejercicio físico o la alimentación adecuada. Lo que confirman los estudios es que la práctica continua de mindfulness durante aproximadamente 10 años disminuye la retracción de los telómeros y alarga la vida una media de unos 2 años.

P: ¿Qué relación tiene el mindfulness con el estrés? ¿El estrés merma nuestra fuerza? ¿Puede reflejarse en problemas físicos?

G: Ya hemos dicho en la segunda pregunta que el estrés es la base de múltiples enfermedades, lo que se denomina «teoría de la neuroinflamación». El estrés disminuye la eficacia de cualquier actividad mental y física a la vez que aumenta la fatiga porque genera una tensión innecesaria en cualquier actividad.

P: ¿El bienestar psicológico influye en la mejora de nuestro rendimiento físico? ¿Al revés también?

G: Sin duda. Como dice el dicho latino: «*Mens sana in corpore sano*». Hace años que los deportistas de élite tienen preparadores o coaches psicológicos para que la mente no se distraiga en los momentos importantes y el rendimiento sea máximo en los deportes de precisión (por ejemplo, el tenis) y se sobrepongan al cansancio en los deportes de esfuerzo (por ejemplo, atletismo, ciclismo). El mindfulness se utiliza sistemáticamente en este sentido y deportistas famosos como el baloncestista Pau Gasol o el tenista Novak Djokovic son practicantes declarados de mindfulness.

También al contrario: un cuerpo sano, sin dolor, facilita una mente atenta. Síntomas como el dolor disminuyen la concentración en más de un 25 % y facilitan la aparición de pensamientos y emociones negativas. Obviamente, disminuirá la atención y el rendimiento psicológico.

P: Si tenemos que cambiar de hábitos, ¿por dónde empezamos? ¿Cuerpo o mente?

G: Muchos hábitos son repeticiones de conductas corporales, pero la clave para dejar de repetirlos siempre está en la mente. Los hábitos son una serie de patrones aprendidos, que siempre tienen los mismos desencadenantes, reforzadores y proceso. El entrenamiento en la atención nos permite hacernos conscientes de estos patrones repetitivos y desmontarlos.

P: ¿Qué beneficios podemos obtener del mindfulness?

G: El mindfulness aporta beneficios en las siguientes situaciones:

* SALUD: Es útil en la prevención y el tratamiento de distintas enfermedades psicológicas como la depresión (se considera la psicoterapia de elección para la depresión recurrente), ansiedad o adicciones. También es útil en el tratamiento de enfermedades médicas, como cáncer, hipertensión o enfermedades que cursan con dolor. Alarga la esperanza de vida porque es un tratamiento muy efectivo para el estrés.
* EDUCACIÓN: Se utiliza para aumentar el rendimiento educativo, mejorar la regulación emocional en el aula o disminuir los conflictos interpersonales como el *bullying*.
* EMPRESA: Se emplea para disminuir el agotamiento profesional (*burnout*) y el estrés laboral, y aumenta la satisfacción en el trabajo, disminuir las bajas laborales y el presentismo, y aumentar el rendimiento laboral. En ejecutivos aumenta la creatividad y la capacidad de resolver problemas.
* DEPORTE: Aumenta la eficacia y disminuye el estrés y el cansancio en deportistas de élite.
* OTROS: Se ha empleado en cárceles para mejorar la calidad de vida y la adaptación de los internos, en ONG para disminuir el estrés y el agotamiento profesional de los trabajadores en países de riesgo.

P: Para una persona como yo, que soy incapaz de meditar y relajarme, ¿cómo debería abordar la práctica de la atención plena?

G: Hay bastantes personas que quieren practicar mindfulness, pero a las que les cuesta practicar relajación o practicar actividades como el mindfulness en la respiración u otras que requieran que estén sentadas. En estos casos se puede hacer mindfulness en movimiento. Las dos prácticas más empleadas son, por un lado, mindfulness caminando o mindfulness en movimiento. En la primera se pone la atención en el proceso de andar, en el contacto de las plantas de los pies con el suelo o en el entorno que nos rodea cuando estamos caminando. El mindfulness en movimiento incluye cualquier técnica mente-cuerpo (yoga, artes marciales, tai chi o chi kung) o simplemente cualquier deporte. En esta práctica se sitúa la atención en los movimientos corporales. La eficacia de estas dos técnicas es igual que la de las prácticas de mindfulness sentado. Tras semanas o meses de práctica es muy fácil pasar a mindfulness en la respiración.

P: ¿Con qué asiduidad tendríamos que practicar mindfulness?

G: El mindfulness es como el deporte: la clave es practicar un poco de tiempo casi todos los días. Eso es más eficaz que hacer un entrenamiento intensivo solo el fin de semana. Lo recomendable es empezar por 5 minutos y cuando eso sea cómodo ir ampliando a 7 minutos, luego 10, luego 15. Después se puede meditar 15 minutos dos veces al día o alargar a 20 minutos.

Si practicamos unos 20 minutos al día durante 4-5 días a la semana, en un plazo de unos 3 meses observaremos cambios importantes a nivel psicológico que se confirman en los test psicológicos. También en ese tiempo se observan cambios en la estructura y conexiones cerebrales que se contemplan en la resonancia magnética cerebral.

P: ¿Qué usos podemos darle en nuestro día a día?

G: En el día a día el mindfulness puede usarse de modo formal, es decir, en las prácticas habituales de meditación, pero también puede emplearse de modo informal en cualquier actividad del día a día. Siempre que desarrollamos cualquier actividad rutinaria (andar, conducir, lavar, cocinar, planchar) vamos a observar que se dispara el diálogo interno, la charla que mantenemos con nosotros mismos. Ese es el momento ideal para observar esa charla y cómo nos aleja de lo que estamos haciendo. El mindfulness implicaría poner la atención en las sensaciones corporales, mientras desempeñamos cualquier actividad, lo que acalla el diálogo interno.

BEGOÑA AZNÁREZ URBIETA
Psicóloga y experta en medicina psicosomática y psicoterapia

No cabe duda de la relación bilateral entre el cuerpo y la mente, tan poderosa que puede incluso llevarnos a diversos problemas de salud y enfermedades graves. La medicina psicosomática estudia este tipo de afecciones. Por eso tenía mucho interés hablar con Begoña Aznárez Urbieta, psicóloga, psicoterapeuta y presidenta de la Sociedad Española de Medicina Psicosomática y Psicoterapia.

PILAR: Begoña, ¿qué es la medicina psicosomática?

BEGOÑA: Nosotros decimos que toda la medicina es psicosomática, porque no puedes separar la mente del cuerpo y tu padecimiento a nivel físico va a afectarte a nivel emocional y viceversa. Entonces, para nosotros, todas las enfermedades son psicosomáticas.

Por ejemplo: yo puedo caerme y romperme una pierna; me duele físicamente, pero, además, emocionalmente esa fractura va a afectarme porque puedo, por ejemplo, empezar a pensar: «Ahora ya no puedo ir a trabajar, si no trabajo tengo que estar en casa, tendrán que cuidarme, soy autónoma, no ganaré dinero...», y me angustiaré. La fractura genera angustia y sufrimiento emocional, y eso empeora la evolución de la fractura y viceversa.

Lo que la gente suele entender por «enfermedad psicosomática» es esa que organiza tu psique y que se canaliza a través del cuerpo. En realidad, eso sería una enfermedad psicógena, es decir, de origen psicológico. Porque psicosomáticas son todas las enfermedades desde el momento en que es imposible separar mente y cuerpo y dejar de padecerlas a ambos niveles.

P: ¿Es más fuerte la mente o el cuerpo?

B: La mente es muy poderosa. Es una herramienta que puede hacernos brillar y sacar unos recursos que ni sospechábamos que podíamos tener, o hundirnos en el lodo más absoluto. El cuerpo se ve afectado por ese poder de la mente porque es un vehículo de canalización de nuestro malestar emocional.

P: ¿Es lo mismo el estrés que la ansiedad?

B: El concepto de estrés está asociado al cuerpo, a una respuesta fisiológica de activación al enfrentar un reto; sería, en ese sentido, una respuesta positiva. Supone la activación del sistema simpático. Hay alerta, llega más sangre a las zonas que lo requieren y así aumentan las posibilidades de que la ejecución de la tarea sea la óptima.

¿Qué es lo negativo? Que se cronifique. El estrés sostenido durante mucho tiempo hace mucho daño a nivel corporal y psicoemocional. Genera las bases para que, ante determinados estímulos, respondamos con la misma respuesta de alerta y, en consecuencia, de estrés fisiológico que vivimos en su momento provocando un malestar que, por lo general, llamamos «ansiedad». La respuesta de estrés fisiológico y el sufrimiento psicoemocional se producen sin que, en apariencia, se esté enfrentando ningún reto. Siempre que haya ansiedad hay que buscar cuál es el conflicto interno que se está experimentando.

P: ¿Cuáles son estas enfermedades psicógenas?

B: Serían aquellas que consideramos que tienen un claro factor psicoemocional desencadenante. Por ejemplo, el colon irritable, la cefalea tensional, algunas migrañas, algunas dermatitis, las amenorreas, la fibromialgia, la fatiga crónica, algunas enfermedades reumáticas que también se consideran psicógenas...

P: Hay situaciones en las que parece que cuando nuestro cuerpo no puede más, es nuestra cabeza la que nos ayuda a seguir adelante. Me refiero a gente que hace competiciones extremas tipo Iron Man.

B: «Tu mente firma cheques que tu cuerpo no puede pagar». Es una frase que en mi opinión resume lo que generalmente hacemos. Desde la mente, creemos que vamos a ser capaces de alcanzar cualquier cosa y luego es el cuerpo el que pasa factura. Llegamos por la mente, pero hay que escuchar un poco más al cuerpo y encontrar el equilibrio entre ambas voces. Con demasiada frecuencia no escuchamos lo que el cuerpo tiene para decirnos.

La frase que me gusta es «Esfuérzate sin forzar», ese pequeño reto cada día de superación. Ese primer paso, que es psicológico, hay que hacerlo desde ahí, pero lo que no puedes hacer es forzarte hasta el extremo porque si no, al final, vas a sabotearte. Hay una parte de ti que va a sabotearte y que va a lesionarte. Te va a parar para que aprendas a escucharte.

P: ¿Qué papel desempeña la actividad física intensa a la hora de mejorar o desbloquear una enfermedad psicógena?

B: Asociada a cualquier padecimiento psicógeno encontramos la disociación. Este concepto implica división, falta de consciencia con respecto al cuerpo. Esto supone experimentar que por un lado va mi cuerpo y por otro lado voy yo; cuando no haya consciencia, el cuerpo será el vehículo de expresión. Por eso, el deporte, de la mano de un entrenador que enseñe a practicarlo bien y aumentar propiocepción, va a permitirte hacer consciencia de tu cuerpo, de cada parte de tu cuerpo y su funcionamiento; a escuchar lo que tiene que decir, a cuidarlo, a mimarlo. Esto puede contribuir, junto con la psicoterapia, a revertir estos síntomas psicógenos.

P: ¿Y qué hábitos de vida podemos cambiar para paliar esas enfermedades psicógenas?

B: Yo suelo hablar de las «5M»:

1. **MA:** Manualizar, palabra que no está en el diccionario, pero sí en nuestro vocabulario actual. Se trata de intentar hacer alguna tarea con las manos: pinta, borda, haz puzles, monta maquetas, cocina, trabaja en el jardín o en tus macetas, cose, cultiva, haz velas, jabón o tocados, toca un instrumento, las castañuelas... Los estudios asocian trabajo manual con desarrollo cerebral.

   Y, desde luego, escribe. En tu diario. Con bolígrafo y papel. Llevar un diario es una tarea indiscutiblemente relacionada con el éxito en el autoconocimiento y la adquisición de autoconciencia.

2. **ME:** Algún tipo de *meditación*, aunque sea empezar con meditaciones guiadas. Empieza el día meditando y acábalo así también, e incluye en estas prácticas ejercicios de agradecimiento y de perdón. Son infalibles.

3. **MI:** Ensayar la *mirada*, aprender a mirar y ver más allá de lo que ves y enfocarte en lo que tienes y no en lo que no tienes. Mirar donde no has querido mirar, donde es difícil mirar. Para mí, la mirada lo es todo. Aprender a mirarte al espejo y decirte «eres genial, eres válida, eres capaz...». Hay que entrenar la mirada con uno mismo cada día; está relacionado con la autoestima.

   Y minimiza el tiempo que estás «enredado» en un entretenimiento pasivo, que no aporta ni nutre, sino que solo resta, y también la ingesta de comida basura, azúcar, bebidas gaseosas, tabaco, alcohol, fritos, comida precocinada...

4. **MO:** Movimiento. Camina, corre, practica yoga, ve al gimnasio, baila un rato en casa...

   También son innumerables las opciones de las que disponemos en todos los formatos imaginables. Si no encuentras la tuya, inventa.

5. **MU:** Música. Está demostrado el efecto tan beneficioso que produce, desde aprender a tocar un instrumento que hace que desarrolles nuevas co-

nexiones neuronales a cómo te cambia el humor si te pones una canción que te gusta. La música tiene poderes terapéuticos absolutamente demostrados.

Y «mu» de hacer músculo, pero en las neuronas también. Lee un rato cada día, aunque solo sean 15 o 20 minutos. Trata de aprender algo nuevo. Esto fomenta la neurogénesis, que es la formación de nuevas neuronas y que nos garantiza la ralentización del deterioro cognitivo producido por la edad.

Procura que en tu semana haya ma — me — mi mo — mu.

RAFAEL SANTANDREU
Psicólogo y autor de éxito

Rafael llegó a mi vida en forma de libro, concretamente con Ser feliz en Alaska. *Hubo un momento en mi vida en el que estaba baja de ánimos. Por ello mi amiga Carmen me ayudó de la mejor manera posible: dándome a conocer el trabajo de Rafael. Él consiguió que Carmen tuviera otra visión de su propia vida y disfrutase sintiéndose más completa; pronto también lo hizo conmigo.*

Acordé con Rafael que tendríamos una charla en directo a través de Instagram, una conversación muy enriquecedora que tenéis recogida en este libro y que podéis ver en mi perfil de Instagram.

PILAR: ¿Cómo rompemos en España la estigmatización de ir a un psicoterapeuta? En la cultura latina se relaciona con estar loco y da vergüenza, pero en la anglosajona es más común y está aceptado.

RAFAEL: Sobre esto tengo varias opiniones. Por un lado, vivimos en una sociedad que cada vez es más exigente. Si comparamos nuestra vida con la de nuestros abuelos, nosotros tenemos muchas más opciones que ellos y, al mismo tiempo, muchas más exigencias. Lo interesante es tener más capacidades; las necesitamos. Las capacidades de gestión emocional son, por ello, cada vez más importantes. La gente puede verlo o no, pero está claro que es la realidad. Tener más habilidades e inteligencia emocional solo va a proporcionarnos ventajas. Creo que hay que quitarse esa idea de encima. Yo he ido al psicólogo, soy psicólogo y creo que lo que he aprendido en este ámbito me ha hecho mucho más capaz. La gente debe sacarse esa idea de la cabeza. Todo el mundo acaba muy contento después de haber hecho un trabajo personal.

P: Puede que las limitaciones solo estén en tu cabeza. ¿Qué haces entonces? Pues acudir a un profesional, por supuesto.

R: Exactamente. Si estás mal, no pasa nada, es normal. Si tienes un período de crisis psicológica en tu vida, por un lado es normal porque la vida es cada vez más complicada y por otro lado tienes la posibilidad de superar eso y hacerte mucho más fuerte. Esto es una oportunidad con la que puedes hacerte una persona con mucha más capacidad para disfrutar de la vida. Hay que verlo así.

P: Diferencias entre felicidad y bienestar.

R: Todos los años hacen unos estudios en los que dicen qué países son los más felices, cuando lo que realmente miden son los países con mayor bienestar económico y social. Muchas veces sale Dinamarca, un país muy bueno; es bonito, limpio, ordenado, ganan bastante dinero... Pero es uno de los países donde más suicidios hay y más antidepresivos se consumen. El bienestar económico y la comodidad no dan la felicidad.

P: Esto sería la calidad de vida, que no es lo mismo que el bienestar y no es lo mismo que la felicidad, nuestro objetivo final.

R: La comodidad está bien, pero siempre que no la eleves a necesidad. Este es el problema del ser humano: convertimos deseos en presiones. Con esto lo arruinas todo y te bloqueas por la presión.

P: Si queremos cambiar de hábitos, ¿por dónde empezamos? ¿Nos da miedo salir de nuestra zona de confort? Trucos para ayudar a la gente que no tiene fuerza de voluntad.

R: Sí, aquí pasan dos cosas:

En mi libro *Las gafas de la felicidad* yo hablaba de dos normas que eran las «normas del abuelo Rafael» para el éxito:

- Lo que empiezo lo acabo. Por ejemplo, si he decidido estudiar informática, por lo menos terminaré un año completo y haré todos los exámenes; luego ya decidiré si quiero seguir o no.
- Lo que he dicho que iba a hacer lo hago. Si he dicho, por ejemplo, que iba a quedar con un amigo a las 7 de la tarde, aunque esté cansado, voy. Tiene que ser algo muy importante para que no

cumpla lo que eso a lo que me he comprometido.

Muchas veces dejamos que las emociones negativas como la pereza, la vergüenza, la tristeza o el miedo nos impidan cumplir con nuestra palabra. Esto es muy malo porque, si te acostumbras a hacer eso, esas emociones van a aumentar. Esa parte de tu mente te va a convertir en un rehén y cada vez vas a sentir más esas emociones. Hay que tener mucho cuidado con esto porque debemos domar las emociones negativas. Hablo de ello en mi libro *Nada es tan terrible*.

Una vez que haces esto y tienes la capacidad de cumplir con lo que tú dices, también hay que intentar hacerlo divertido y que te guste. Por ejemplo, ir al gimnasio, pero apuntarte a las clases que más te gustan.

P: ¿Por qué mucha gente falla al mantener una constancia con las dietas o el entrenamiento? ¿A veces no podemos o no queremos?

R: Aquí hay que aprender, también, a tomar decisiones. Este es otro concepto muy importante que va unido a las dos normas de las que hemos hablado antes. No nos enseñan a tomar decisiones, algo muy importante que aprender. Es necesario definir muy bien las intenciones según lo que quieras hacer y durante cuánto tiempo. Por ejemplo, si dices que este año vas a ponerte en forma, no es una decisión, tienes que definirla mejor. Tiene que ser algo como: «Me voy a apuntar al gimnasio un tiempo mínimo y eso lo voy a cumplir». Lo que he dicho que iba a hacer lo hago y lo que empiezo lo acabo. Una vez acabado el mes, vuelves a tomar otra decisión, con lo que sigues, por ejemplo, en el gimnasio 6 meses más. Vas cumpliéndolo y, al final, verás si te gusta o no. Tienes que darte un tiempo para que te guste.

P: ¿Es bueno marcarse rutinas o es mejor la libertad y hacer en cada momento lo que nos apetezca? ¿Qué nos lleva antes a la felicidad?

R: Tienes que cumplir con las dos normas del abuelo Rafael. Eso sí, ponte un tiempo límite y, entonces, después de ese período, serás libre para decidir.

P: ¿Tener apoyo y crear comunidad entre mujeres nos ayuda a cambiar nuestras rutinas o es algo de lo que tenemos que autoconvencernos? ¿Crear comunidad hace que tengamos esa responsabilidad con los otros, además de con nosotros mismos? ¿Es bueno crear comunidad para ciertos proyectos?

R: Puede ir algo bien, pero yo te aconsejo que también desarrolles la tuya propia. Es una buena estrategia, pero también tienes que desarrollar tu propia capacidad de cumplir con lo que tú dices y lo que quieres hacer con tu vida; es decir, las dos normas. Hay aspectos en los que necesitarás hacerlo tú sola. Un ejemplo es la gente que quiere dejar de fumar. En situaciones como esa tienes que ser capaz de hacerlo tú solo, y esto es muy importante.

P: Tampoco ayuda que tengas a alguien al lado que siga con esos hábitos, ¿verdad?

R: Vale, pero si desarrollas esa capacidad individual de la que estábamos hablando, ya no te importará tanto. Es importante desarrollar la capacidad de cumplir con tus decisiones.

P: ¿Crees que vivimos de acuerdo con nuestras creencias o con nuestras capacidades?

R: A veces nuestras creencias nos limitan de una manera bárbara, tanto nuestras creencias emocionales como nuestras hiperexigencias. Como habrás leído en mis libros, nosotros nos volvemos locos por tres «superexigencias» fundamentales:

- Debo hacerlo todo bien y si no lo consigo, fatal.
- La gente debe tratarme bien todo el tiempo y si esto no es así, no lo puedo soportar.
- Todo debe funcionar como estaba previsto. Por ejemplo, el camarero debe servirme rápido; el tren, llegar a su hora; los políticos, hacer lo correcto... Si esto no ocurre, pensamos que todo es un asco y que no podemos soportarlo.

Si te fijas, nosotros vivimos en la época de la historia de la humanidad donde la eficacia y la «superexigencia» se han convertido en algo brutal. Comparándolo con nuestros abuelos ves la diferencia. La vida era mucho más sencilla. Por ejemplo, mi abuelo vivía en lo alto de una montaña del pirineo y no necesitaba todas esas cosas que necesitamos ahora. En esos tiempos no existía ni la depresión ni la ansiedad. En las tribus del Amazonas tampoco existen las «superexigencias». Necesitan cazar y recolectar para vivir, pero si uno no puede, puede estar tranquilo, que lo harán los demás.

P: Bueno, pero en estas tribus también estará el caradura, el vago...

R: No mucho, porque la vida es mucho más sencilla. En el Amazonas trabajan una hora al día. En cambio, ahora, en pleno siglo XXI, tenemos unas «superexigencias» increíbles. Hay que ser guapo, tener éxito, saber idiomas, tienes que haber viajado, tienes que tener muchos amigos, tienes que estar delgado, tienes que estar en forma... Cuidado porque, muchas veces, si fallamos en una de estas cosas, nos sentimos fracasados.

P: Nos marcamos unos objetivos personales y no hay que frustrarse cuando no llegamos a ellos porque el camino puede ser muy bonito. Aunque no llegues a esos objetivos seguro que, durante el camino, has aprendido muchas cosas.

R: Esto es desear, pero no necesitar como un loco. Por ejemplo, me gustaría ser un actor de Hollywood y voy a intentarlo, voy a disfrutar del proceso; si al final no lo consigo, habré tenido muchas experiencias muy enriquecedoras.

P: ¿Reprogramarnos para convertirnos en personas sanas y fuertes desde el punto de vista emocional puede ayudarnos a mejorar físicamente?

R: Esto que decimos de aprender a tener fuerza de voluntad y cumplir con lo que decimos es un músculo. Si tú empiezas a hacerlo con todo en tu vida, cada vez será más fácil. Tienes que acostumbrarte a cumplir con lo que tú dices, definir muy bien tus decisiones y no cambiarlas.

P: ¿Qué le dirías a una mujer deportista que encuentra un bache tras otro y que, según ella, por culpa de estos baches (lesiones, embarazos, trabajo...) no puede llegar a su objetivo?

R: Hay muchas estrategias:

- La primera es darte cuenta de que eso es normal. Es decir, que los deportistas se lesionan y tienen que sobrellevar ese proceso lo sabe todo el mundo; según te haces mayor, más todavía.

Lo fundamental es asumir esto, decirnos que es normal, que no pasa nada y que hay que aprender a hacerlo de esta manera.
- Lo segundo que aconsejo a la gente es que no deje de hacer deporte nunca, aunque se lesione. Por ejemplo, si te lesionas el tren inferior, puedes seguir entrenando el superior. No dejes de hacerlo nunca, porque puedes hacerlo.

P: Como tú bien dices en tu libro *El arte de no amargarse la vida*: «Transformarse en alguien positivo es esencial para disfrutar de la vida. La fuerza emocional es el principal pasaporte para ir por el mundo». ¿Es más difícil entrenar la fuerza emocional que la física?

R: En primer lugar, es más difícil entrenar la fuerza emocional porque no nos han enseñado a hacerlo, al contrario que con la cultura del deporte. Por otro lado, en realidad es más difícil porque la mente puede ir en tu contra, mientras que el cuerpo no. La mente, algunas veces, busca soluciones equivocadas, lo que hace que vayamos por el camino equivocado. Necesitas una guía, pero ahí estamos nosotros publicando esas guías para que la gente pueda convertirse en su propio psicólogo.

Solo con leer un libro no vas a cambiar; necesitas profundizar en esos conceptos y ponerlos en práctica. Un ejemplo para que la gente lo entienda es el tema de los complejos; todos podemos sacarnos muchísimos. La clave está en que no les des demasiada importancia a tres cualidades que son, digamos, las «cualidades trampa»:

- La belleza física. La belleza no da la felicidad.
- La inteligencia. Hay grandes profesores que son infelices.
- La eficacia. Hay gente que sabe hacer muchas cosas, pero es infeliz.

Estas tres cualidades no son malas, pero no son importantísimas.

P: ¿Una cualidad importante?

R: Solo hay una importante: nuestra capacidad de amar la vida y a los demás. Si eres fuerte en eso, vas a ser feliz.

P: ¿Tú nunca tienes un mal día? ¿Los psicólogos van al psicólogo?

R: Sí, también. A mí me ha pasado una cosa muy particular y es que, con los años, yo cada vez soy más feliz. Desde que aprendí psicología cognitiva y me la apliqué, sí que tengo algunos días malos, aunque son mucho más livianos que antes. En general, la verdad es que he descubierto una nueva manera de vivir muchísimo más feliz, una felicidad incluso mayor a la que tenía de niño o adolescente.

«La única cualidad que da la felicidad es el amor a la vida, a los demás y a lo que tienes entre las manos. Tienes que convencerte a ti mismo».

CUIDAR NUESTRO CUERPO

MARIBEL Y MYRIAM YÉBENES
Expertas en tratamientos estéticos

Maribel y Myriam Yébenes, madre e hija, siempre han tenido su propósito muy claro: hacer felices a las personas. ¿Cómo? Aumentando su confianza y mejorando su

autoestima a través del embellecimiento de la piel. Sus valores las hicieron pioneras y líderes del sector gracias al compromiso, el respeto, la honestidad, la responsabilidad y a un gran trabajo en equipo. Han apostado por la excelencia e innovación en el mundo de la belleza y la medicina estética desde hace más de 45 años, con las últimas tecnologías avanzadas del sector, cosmética de autor propia MY YÉBENES, nutricosmética selectiva y consejos sobre cuidados y estilos de vida. Por sus centros han pasado miles de personas de todo el mundo para verse más jóvenes, radiantes y delgadas.

PILAR: ¿Qué rutinas de belleza son básicas y deberíamos mantener durante toda nuestra vida? ¿Cómo cambian a lo largo de los años? ¿Con qué edad debemos empezar a cuidarnos la piel?

MARIBEL Y MYRIAM: Es importante saber cómo inciden los factores externos e internos en nuestra piel para saber cómo cuidarnos y, sobre todo, cómo compensar cada uno de ellos para evitar tener cara de cansancio o sobrepeso. Sentirnos jóvenes y sanos es el gran reto.

El agua es fuente de vida; si no ingerimos la cantidad suficiente, nuestro cuerpo sufrirá deshidratación, flacidez, arrugas, desvitalización y mayor retención de líquidos. Trucos como agua de sabores, una botella de cristal para vigilar lo que bebes o incluso poner alarmas en el móvil para obligarte a beber te ayudarán a paliar estos efectos.

El abuso del sol nos causará mayor envejecimiento y aparición de manchas, así como flacidez y arrugas. Tomar el sol con moderación y con precaución será clave para mantener la vitamina D alta sin riesgo. Usar todo el año protección solar, evitar las horas centrales y tener cuidado con el perfume que nos aplicamos, pues contiene alcohol y puede producirnos manchas. Atención si estamos tomando algún antibiótico, nos hemos hecho algún tratamiento de láser o nos ha salido un hematoma. Y, por supuesto, si estás embarazada, ten especial cuidado para evitar las manchas hormonales.

La **alimentación y el deporte** será clave para tener un cuerpo sano y fuerte. Las carencias en estos dos aspectos harán que tengamos falta de luminosidad, una oxigenación deficiente, flacidez y celulitis, entre otros muchos efectos.

El **sueño y el manejo del estrés** serán otro pilar para tener en cuenta. Las erupciones de granitos, las ojeras, el envejecimiento prematuro y el agotamiento físico y mental serán algunos de los signos. Las meditaciones guiadas, los cursos de control mental y desarrollo personal o mindfulness nos inclinarán hacia una vida en paz y equilibrio en la que descubriremos nuestro potencial verdadero.

Por supuesto, habrá que combinar todo esto con unas buenas rutinas de cosmética y tratamientos tecnológicos para potenciar al máximo la calidad de la piel.

¿Con qué edad empezaríamos a cuidarnos? Desde jóvenes deberíamos empezar a incluir cada uno de los puntos anteriores en nuestra vida y, a medida que cumplimos años, ser más estrictas en su incorporación a nuestra rutina diaria.

P: Sobre los cuidados preventivos, ¿crees que las mujeres que se cuidan durante toda su vida obtienen su recompensa a largo plazo?

MyM: Gracias a la experiencia de los centros de belleza, de ver la evolución de las pieles con diferentes edades y distintos cuidados, podemos afirmar que las mujeres que empiezan a cuidarse antes, si son constantes, logran mantener el rostro y el cuerpo mejor. A la larga, hay una gran diferencia entre una piel bien cuidada y otra que no se ha cuidado como debería.

Podemos dividir la piel en cuatro índices de firmeza, desde el grado I, que sería una piel joven, pasando por el II, y el III, y el último grado, el IV, una piel envejecida. Es importante conocer estos índices para saber cómo mejorar la piel y cómo mantenernos el mayor tiempo posible en los primeros índices.

Los cuidados preventivos sirven para retrasar lo máximo posible los signos de envejecimiento. Un índice de firmeza I es el de la piel que empieza con sequedad, leve enrojecimiento y deshidratación. Si tenemos un índice de firmeza II empezaríamos con pérdida de elasticidad y firmeza de la piel, líneas de expresión marcadas en reposo, así como rojeces e inflamaciones. Un índice de firmeza III se identificaría con la aparición de arañas vasculares, arrugas leves o moderadas, manchas cutáneas y falta de tersura y firmeza. El grado IV correspondería a una piel madura, con pérdida visible de elasticidad y firmeza, descolgamiento, bolsas y ojeras, arrugas en la frente y el contorno de los labios, lesiones vasculares y manchas más acentuadas. Saber en qué grado te encuentras es importante para conocer qué cuidados precisas.

P: ¿Cuál es la mejor manera de encontrar los productos más adaptados a nosotras? ¿Todos los productos, por muy buenos que sean, sirven para todas las mujeres? ¿Qué cremas o principios activos están recomendados para cada etapa?

MyM: La tendencia en el sector de la belleza y la cosmética ha cambiado en los últimos años, y ya casi el 60 % de la población acude a profesionales y sigue sus recomendaciones. Es fundamental acudir a especialistas en la piel, como esteticistas, enfermeras dermoestéticas, médicos estéticos o dermatólogos, personas con estudios específicos acreditados y con experiencia para que nos recomienden desde la profesionalidad. En ocasiones, nos dejamos guiar por modas o empresarios que no tienen ni los estudios reglados ni la experiencia profesional requerida para hacer recomendaciones de cosmética.

Los cuidados mínimos faciales empezarían a los dieciséis años. Deberíamos tener una buena rutina de higiene facial con una doble limpieza y tónico. Más adelante, deberíamos incorporar una crema fluida. Nuestra recomendación es que también apliquemos esta misma crema en el cuello y el escote, ya que son los grandes olvidados y después pasan factura. A los treinta años ya deberíamos incluir nuestro primer elixir o sérum, y a los cuarenta, tener incorporada una crema específica de cuello y escote sería lo ideal.

Desde jóvenes debemos utilizar exfoliantes y mascarillas. Pieles grasas mínimo 2 veces a la semana y una piel seca 1 vez a la semana exfoliar y 2 veces a la semana mascarilla hidratante. ¡Es fácil conseguir una piel luminosa y radiante!

Ingredientes como péptidos FIRMmatrix, que actúan reparando lo signos de pérdida de firmeza, vitaminas superantioxidantes de última generación (A, C y E), células madre de algodón de arabia, hexapéptidos desensibilizantes, lípidos esenciales, extracto del árbol de seda persa, oxígeno vehiculizado, resorcinol derivado, niacinamida, combinación de extractos vegetales iluminadores y péptidos drenantes y péptidos con efecto lifting son solo algunos de los principios activos que necesita la piel para mantener una textura y tono uniformes, luminosidad, firmeza y elasticidad.

P: ¿El deporte oxida o envejece?

MyM: El deporte solo oxida cuando se practica en exceso. Como todo en la vida, la clave del éxito es un buen equilibrio. Practicar más deporte del recomendado genera radicales libres que envejecen, por lo que debemos compensarlo con un aporte extra de antioxidantes. Sin embargo, los beneficios de hacer deporte son muchísimos frente a llevar una vida sedentaria. Si queremos estar sanos y tener calidad de vida, tenemos que movernos. ¡No queda otra!

P: El sol y la vitamina D, ¿qué importancia tienen para nuestra piel?

MyM: La vitamina D solo se sintetiza a través de la exposición al sol. Esta vitamina es la responsable de fijar el calcio en los huesos, favorece la producción de serotonina, la hormona de la felicidad, y previene muchas otras enfermedades. Desde hace muchos años, los médicos dan mucha importancia a tener altos los niveles de vitamina D. Debemos tomar el sol con precaución y la protección solar adecuada para adquirir un tono bronceado sin quemaduras.

P: ¿Qué relación hay entre las horas de descanso y los radicales libres?

MyM: Nuestra alimentación, nuestro entorno, el manejo de nuestras emociones y nuestros pensamientos son factores determinantes que pueden afectar a nuestro equilibrio y acelerar el envejecimiento de nuestra piel.

Durante el día la piel está continuamente trabajando para protegerse de los efectos negativos de los radicales libres, los rayos solares, el estrés...

Y durante el sueño se regulan algunas hormonas como el cortisol (la hormona del estrés) y se sintetiza el colágeno, que ayuda a mantener la piel firme y sana. Por tanto, mientras dormimos cuando se regeneran y se crean nuevas células en la piel. Tras una noche de buen sueño, nuestra piel siempre está más radiante.

DR. J. BAYÓN
El doctor Bayón es especialista en Medicina Estética Facial y Control del Envejecimiento

PILAR: Hoy en día sigue habiendo mucha confusión en cuanto a la información de las sustancias más populares aplicadas en medicina estética. Me gustaría empezar por lo básico, ¿qué es el bótox y para qué se utiliza?

DR. BAYÓN: Lo primero que me gusta dejar claro sobre este tema es que Bótox es una marca registrada. El principio activo es toxina botulínica y dentro de esta hay diferentes marcas, como Bótox Vistabel, del laboratorio de Allergan, y otras como Azzalure, Bocouture, etc., toxinas diferentes que se distinguen en, por ejemplo, la duración. Es importante dejar esto claro. Bótox ha conseguido que se refieran a la toxina botulínica con el nombre de su marca.

La toxina botulínica es, como su nombre indica, una toxina que produce una relajación o parálisis a nivel muscular, según la dosis administrada, en el músculo concreto tratado. En medicina (no estética) se usa desde hace más de 30 años con una amplia gama de edad, desde niños recién nacidos hasta gente mayor, personas con parálisis, incontinencia urinaria, migrañas, etc. Es uno de los medicamentos más estudiados que hay en medicina.

Hay gente que cree que es algo nuevo, pero se usa en medicina no estética desde hace muchos años, con dosis mucho mayores y para todas las edades; por tanto, se trata de un medicamento seguro y muy testado. En medicina estética lo usamos en cantidades mucho menores que las que se emplean en otros campos de la medicina.

La toxina botulínica no rellena, este es uno de los mitos principales que circulan sobre el producto. Cuando alguien ve a otra persona con mucho de relleno en, por ejemplo, los labios, tiende a pensar: «Huy, se ha pasado de bótox». Esto es falso: el bótox ni rellena ni da volumen. No se pincha en los labios ni en los pómulos para rellenar. El bótox se usa para relajar. Lo inyectamos en las arrugas de expresión, que como su nombre indica se producen por un exceso de expresión y movimiento, para dar un aspecto más relajado a la zona. Lo que queremos conseguir con la toxina botulínica es un aspecto muy natural y relajado, no un efecto de más relleno ni más volumen.

En la estética más dermatológica también se utiliza para relajar o reducir la secreción de sudor en gente que tiende a sudar mucho, por ejemplo, en las axilas, la planta de los pies, las manos, etc. Hay gente que tiene verdaderos problemas con esto porque no controla ese sudor; pinchando toxina botulínica conseguimos que la glándula sudorípara produzca menos sudor. En neurología se utiliza mucho actualmente para los problemas de migrañas, un tratamiento muy novedoso y que está dando muy buenos resultados. En otros campos, como ya he dicho, se emplea para tratar problemas de incontinencia urinaria, en niños, jóvenes o recién nacidos con pequeñas parálisis de nacimiento, etc.

P: ¿Qué es el ácido hialurónico y para qué se utiliza?

B: El hialurónico es una sustancia que, según su composición, puede desde hidratar hasta rellenar y dar volumen. Hay diferentes tipos y el hialurónico que utilizamos en medicina estética tiene dos características principales:

- El hialurónico no reticulado. Este es el que utilizamos para hidratar pieles sin dar volumen, es decir, no rellena. Hidrata, texturiza y redensifica la piel.
- El hialurónico reticulado. Por su composición, se utiliza para dar volumen y aumentar. Se usa para trabajar los labios, para rellenar los pómulos, para tratar una nariz cuando queremos corregirla sin cirugía trabajando con rellenos, etc.

El ácido hialurónico es un compuesto que tenemos en el cuerpo (pelo, uñas, piel...), mientras que el que nos ponemos es un hialurónico sintetizado en el laboratorio. Esto no quiere decir que no pueda dar ningún tipo de alergia; sí puede provocarlas, pero lo bueno es que tenemos el antídoto, la hialuronidasa. Esta enzima sintetizada en el laboratorio hace que el tratamiento con hialurónico sea mucho más seguro, ya que si hay algún tipo de problema, se inyecta y en entre 24 y 72 horas hace desaparecer gran parte del producto.

El hialurónico ha venido a revolucionar el mundo de la estética en cuanto a rellenos porque nos ofrece un tratamiento muy seguro y totalmente reversible. Con él conseguimos no solo rellenar, sino mejorar la calidad de la piel al hidratarla y darle más jugosidad. Esto ha cambiado la percepción de la estética en los últimos años. Antes, hace unos 20 o 30 años, los rellenos que existían eran permanentes o semipermanentes, por lo que la paciente se exponía a un producto que iba a quedarse tal cual y, con el tiempo, podía dar lugar a problemas. Además, no había una manera fácil de hacerlo reversible sin cirugía o sin tratamientos más agresivos. El hialurónico ha propiciado que los médicos y las pacientes, desde muy jóvenes, se acerquen a la medicina estética, pues es un compuesto cuya acción es totalmente reversible, que es muy seguro y mejora la calidad de la piel. Cuando es de relleno, se utiliza en zonas en las que queremos dar volumen y cuando queremos hidratar, en cualquier lugar en el que haya piel, como escote, cara, manos, etc.

P: ¿Qué es el PRP y para qué se utiliza?

B: El PRP es el plasma rico en plaquetas. Mediante un proceso se extrae tu propia sangre y se centrifuga para extraer las plaquetas, que es ese componente regenerador y reparador. Cuando nos hacemos una herida, el plasma ayuda a que la herida cicatrice y se haga costra para que vuelva a haber piel sana. Extraemos el componente de la sangre y lo usamos para regenerar en los lugares donde la piel pueda estar más dañada; así la rejuvenecemos. Esta técnica también se usa en otras áreas de la medicina, como la traumatología, la odontología —para los implantes—, en medicina deportiva —para la recuperación de las lesiones de los deportistas de alto rendimiento—, etc.

En medicina estética lo inyectamos en las zonas donde nos interesa regenerar tejido. Son tratamientos perfectos, sobre todo para gente cuya piel empieza a envejecer por el estrés oxidativo y los radicales libres. Lo que hacemos es inyectarlo, normalmente, tipo mesoterapia. Hoy en día, ciertas técnicas permiten convertir ese plasma en un gel que podemos inyectar como si fuera un relleno dérmico, como sustitución al hialurónico. Este tratamiento se está aplicando actualmente a gente que tenga algún tipo de alergia o sensibilidad al hialurónico, por ejemplo. Al proceder de la sangre propia, nos aseguramos de que no haya ningún problema de reacción ni de alergia.

P: ¿A partir de qué edad es recomendable el uso de sustancias como ácido hialurónico, bótox, PRP...?

B: La estética actual no tiene nada que ver con la de hace unos años. Ahora la idea es prevenir; si eres joven, no esperes a envejecer para querer volver a ser joven, porque entonces el resultado no va a ser natural. Con esto conseguimos tratamientos mucho más naturales, mucho menos traumáticos, que el paciente o la paciente se note mejor y que envejezca de una manera más pausada, estética y bella, pero que desde fuera no se aprecie un cambio como tal. Ya eres joven, lo que haces es mantener esos rasgos de juventud más tiempo. La aparición de productos como el ácido hialurónico y el plasma rico en plaquetas, y el conocimiento que tenemos del bótox después de más de 30 años, hacen que sea posible que pacientes cada vez más jóvenes, de poco más de veinte años, empiecen a interesarse por este tipo de tratamientos.

Con la estética preventiva han nacido términos como el *baby botox* y, por ejemplo, tratamientos de labios y pómulos para chicos y chicas de edades muy jóvenes. Antes era impensable por el tipo de productos que había, que no proporcionaban seguridad y que ponían en riesgo la ética médica, pues no estaba claro que los tratamientos fueran inocuos y que no fueran a causar problemas a largo plazo. En la actualidad los productos son muy seguros. En resumen, con la estética preventiva no prevenimos el envejecimiento, porque este va a llegar de todos modos, sino que lo ralentizamos y conseguimos que sea lo más estético y bonito posible. No nos aplicamos protección solar cuando ya tenemos manchas, sino que nos protegemos

antes de que estas aparezcan, y lo mismo hacemos con la medicina estética. Antes el médico era el único capaz de ver la arruga antes de que existiera; ahora los pacientes han adquirido esa idea de anticipación al paso del tiempo y se adelantan a él.

P: ¿Qué recomendaciones le darías a una paciente que busca un tratamiento estético no quirúrgico?

B: Lo primero, siempre, naturalidad, ya que nos llevará a seguir protocolos progresivos, poco a poco. Aunque tengas muy claro que quieres un cambio muy radical, hazlo poco a poco. A lo mejor a mitad de camino te das cuenta de que te ves bien y no has necesitado todo ese cambio que pensabas. Yo siempre aconsejo a los pacientes, sobre todo cuando son primerizos, que piensen en lo que más les molesta y les propongo empezar por lo que considero más adecuado; luego vamos pasando a otro tipo de tratamientos. Así, de forma progresiva, introducimos esos cambios que van a hacer que el paciente se sienta mejor sin que haya un cambio brusco del que pueda arrepentirse. Mi recomendación siempre es hacer las cosas poco a poco y con paciencia.

PABLO PÉREZ
Experto en cuidado capilar

Pablo Pérez es un gran profesional que me ha acompañado en muchos de los momentos más importantes de mi vida. Mi confianza en su trabajo es absoluta, por eso recurrí a él para que nos sacase de dudas.

PILAR: Pablo, ¿nuestro pelo cambia a lo largo de la vida? ¿A qué se debe?

PABLO: El cabello en la mujer cambia con el paso del tiempo. Esto no es algo exclusivo de la mujer, ya que al hombre también le ocurre, pero con procesos y por cuestiones algo diferentes.

Normalmente el cabello se vuelve más fino, se pierde algo de densidad y se pierden pigmentos, con lo que van apareciendo más cabellos grises e inevitablemente más canas.

Como norma general, las mujeres pierden estrógenos a medida que van cumpliendo años.

P: ¿De qué manera podemos cuidar nuestro pelo para tenerlo bien? Aparte de los productos, ¿algunos alimentos nos benefician o es un proceso hormonal que no podemos controlar?

P: Los procesos hormonales no se pueden controlar, es algo natural con el paso de los años, pero sí que podemos ayudar al cabello, conservarlo y mantenerlo en mejor estado cuidando la alimentación e intentando consumir alimentos más beneficiosos para el cabello. Algunos pueden aportarnos vitaminas y nutrientes que sin duda colaborarán de manera beneficiosa.

Las legumbres en general son una fuente de vitamina B y hierro; al cabello esto le va fantástico. La zanahoria y los aguacates son también dos alimentos muy beneficiosos para el cabello, nos aportan betacarotenos y biotina en el caso de la zanahoria, y vitaminas B12 y E en el caso del aguacate. Hay un sinfín de alimentos que son beneficiosos para el cabello, por eso nuestra alimentación tiene que ser sana y correcta. Si nuestro organismo está bien, nuestro cabello estará mejor. Me gustaría mucho poder aprovechar esta maravillosa oportunidad que me brinda Pilar para daros dos consejos que os servirán mucho en el cuidado diario de vuestro cabello:

- El champú: Utilizad siempre el champú que os recomiende vuestro peluquero de confianza. Él es quien puede aconsejaros el mejor dependiendo del estado del cabello y del cuero cabelludo en un momento concreto; si lo pensáis bien, es el producto que más está en contacto con vuestro cabello y lo utilizáis varias veces a la semana, muchas veces a lo largo de la vida. Utilizar un buen champú es el mejor gesto que podéis tener con vuestro cabello.
- El cepillo para desenredar: Emplead un cepillo específico para desenredar. No utilicéis peines, cepillos de peinado o cualquier otro que no sea específico para este gesto. Os sorprenderéis de la cantidad de cabellos que no rompéis y que ya no se quedan en el peine o cepillo.

ISABEL RODRÍGUEZ
Empresaria y fundadora de IRB Institute

Admiro a Isabel desde hace años por su capacidad emprendedora y luchadora. Ella es empresaria, fundadora y CEO, desde muy temprana edad. Conozco muy bien a Isabel y toda la aparatología que maneja. Con ella descubrí que la depilación láser es dolorosa y que resulta efectiva gracias a sus innovadoras máquinas. Quería que nos dejase claras algunas dudas que siempre surgen sobre el láser.

PILAR: ¿Qué es un láser medicoestético?

ISABEL: Un láser es médico o estético, aunque coloquial e indebidamente se le llama «medicoestético», cuestión de marketing; hay una gran diferencia entre ellos.

Los láseres médicos, con independencia del tipo de aplicación para el que vayan a destinarse, pueden ser láseres para depilar, para el rejuvenecimiento facial, la eliminación de manchas tatuajes o pigmentos, etc. Son láseres de verdad y se caracterizan por su habilidad para inhabilitar las células que originan el crecimiento del pelo, la regeneración cutánea y la eliminación de inestetismos de manera rápida, efectiva y segura para el paciente. Destacan por utilizar fluencias muy altas (potencia) y frecuencias muy versátiles y precisas, lo que junto con la potencia va a otorgarles un resultado cien por cien efectivo, seguro y, en algunos tipos de láser, incluso indoloro.

Los láseres estéticos, por el contrario, tienen una fluencia mínima que no consigue neutralizar las células encargadas de la regeneración pilosa, lo que da lugar a clientes insatisfechos en el caso de la depilación, a un fracaso absoluto en eliminación de manchas, a quemaduras…, y lo más importante para mí, a la pérdida de confianza de los pacientes en una tecnología tan fascinante y efectiva como es el láser. Además, usan gel para su aplicación, mientras que con un láser real el gel no es necesario.

P: ¿Qué aplicaciones tiene?

I: Las más comunes son estas:

- depilación
- rejuvenecimiento cutáneo
- cicatrices
- acné
- arañas vasculares e inestetismos vasculares
- eliminación de manchas
- eliminación de tatuajes
- eliminación de micropigmentación

P: A veces, cuando nos hablan de láseres depilatorios, estamos un poco perdidas y con miedo porque dicen que duele. Hoy en día esto ha cambiado, ¿verdad?

I: Hoy en día es posible depilarse sin dolor. A veces escucho que si no duele no es efectivo… Por supuesto, estoy en total desacuerdo con esa información infundada y obsoleta. El ser humano ha demostrado ser capaz de lograr avances grandiosos en cuanto a ciencia y tecnología se refiere, y este es uno de ellos.

P: ¿La depilación láser puede hacérsela todo el mundo? ¿Da igual el color del vello? ¿Cuánto dura?

I: Sí, puede hacérsela todo el mundo siempre y cuando el paciente no presente alguna contraindicación absoluta.

Antes de comenzar la sesión es obligatorio que nos tomemos un tiempo con nuestro paciente, que le expliquemos todo acerca del tratamiento, que resolvamos sus dudas, rellenemos su ficha de salud, determinemos el tipo de piel y pelo, y, por último, que él firme el consentimiento informado y le entreguemos el documento de cuidados y FAQ para que se lo lleve a casa.

- El color del vello sigue siendo fundamental, ya que la diana (lo que el láser va a ir a atacar) es el cromóforo, lo que le otorga al vello su color. Cuanto más oscuro sea, más efectivo será el tratamiento, pero con los nuevos sistemas láser, y escogiendo el más adecuado al calibre, tipo de piel y color del pelo (salvo en vello cano o extremadamente rubio), conseguiremos un tratamiento exitoso.
- La duración de la depilación, después de una media de 8 sesiones (dependiendo de cada paciente

en particular), es permanente y para toda la vida en más de un 90 % del vello corporal. El otro pequeño porcentaje suelen ser vellitos finos apenas perceptibles que pueden brotar al cabo de mucho tiempo y que, con uno o dos repasos espaciados en un par de años, nos proporcionará una depilación completa cien por cien satisfactoria.

Para el vello facial no podemos hablar de depilación definitiva tal que así, pues en el rostro y el cuello tenemos mucho más vello en estado latente que en ninguna otra parte del cuerpo, más de lo que podemos observar a simple vista. Es posible que este vello no se active nunca o se active pasado un tiempo, por cambios hormonales, estrés, medicación u otros factores... Este mismo caso es aplicable a zonas que denominamos «andrógeno-dependientes» (escote, línea alba, canalillo y región lumbar).

P: ¿Qué hacen exactamente los láseres que se utilizan para mejorar la piel? ¿Son corporales y faciales? ¿Cuánto duran sus efectos? ¿Se pueden utilizar a cualquier edad?

I: Dependiendo del inestetismo que sea preciso tratar o de la perfección que el paciente desee, tanto a nivel facial como corporal, el mundo del láser es fascinante y versátil, y nos brinda una mejora notable sin tiempo de inactividad y sin demasiados postratamientos o soluciones drásticas y efectivas.

Los láseres cada día se usan más en el rejuvenecimiento facial, la eliminación de cicatrices, la piel irregular y el acné.

Hay tratamientos más sencillos y mínimamente invasivos, que no requieren tiempo de inactividad, como el famoso Hollywood Peel; pueden realizarse desde cualquier edad, ya que se emplean para controlar los brotes de acné. Aun así, como

su nombre indica, su función es proporcionar una piel fantástica y sana a cualquier edad.

P: ¿También hay láseres para quitar tatuajes? ¿Duelen? ¿Cuántas sesiones se necesitan?

I: Me ha encantado que me preguntes esto. Actualmente está siendo el tratamiento más demandado y el equipo láser más vendido junto con el diodo de depilación sin dolor.

En el caso de la micropigmentación necesitamos de una a tres sesiones (en el 50 % de los casos con una es suficiente), dependiendo del color. Con este sistema de picosegundos, que deja la piel y el pelo de las cejas perfectos, el proceso de eliminar un antiguo trabajo y hacer una nueva micropigmentación puede llevarnos tan solo de 3 a 6 meses, dependiendo del número de sesiones láser que necesite el paciente. Con otros sistemas, el proceso suele ser de 12 a 24 meses, lo que provocaba que el paciente desistiera de la técnica.

En el caso de las manchas sucede igual (dependiendo del tipo de mancha,) pero lo normal suele ser en una o dos sesiones.

Por último, los tatuajes; dependiendo del tipo de tatuaje (profesional, amateur, colores que contengan o antigüedad del trabajo), precisamos una media de entre cuatro y diez sesiones.

 DR. JUAN PEÑAS Y CARMEN PEÑAS
Cirujano plástico y enfermera instrumentista

Cuando se habla de cirugía estética hay mucha información confusa debido a la manipulación que encontramos, sobre todo, en las redes sociales. Vemos casos de antes/ después que son totalmente falsos y nos hacen elegir ca-

minos equivocados. Hablo constantemente con mujeres que han pasado por operaciones estéticas; algunas están superfelices y otras han sufrido un destrozo en el cuerpo. Por lo general, las que han obtenido un buen resultado tenían referencias directas de otras pacientes (el boca a boca) y han dado con un gran profesional con gran experiencia y excelencia en su trabajo. Por otro lado, conozco casos muy cercanos de mujeres que se dejaron guiar por lo que veían en Instagram y han sufrido, además de secuelas físicas, problemas psicológicos difícilmente reparables.

Uno de los cirujanos plásticos más importantes a nivel mundial es el doctor Juan Peñas. Es extremadamente perfeccionista, minucioso, ama su trabajo y es muy reconocido por sus magníficos resultados. Además, es una persona maravillosa, muy humana y todas sus pacientes me hablan de él como si fuera un ángel; lo adoran.

Así que llamé a Carmen Pérez, mujer del doctor Peñas, enfermera y directora de la Clínica Peñas, y a Carmen Peñas, su hija, enfermera instrumentista en el Hospital San Rafael y coordinadora de Cirugía Plástica y Medicina Estética en la Clínica Peñas. Son dos supermujeres a las que admiro profundamente. Les pregunté si era posible que el doctor Peñas y su esposa me respondieran a unas preguntas.

PILAR: ¿Cree que está popularizándose cada vez más el hecho de someterse a una intervención quirúrgica por estética o España todavía es un país muy conservador con respecto a otros?

DR. PEÑAS: Llevo siendo muchos años cirujano plástico, estético y reparador, y la evolución de la cirugía ha sido sorprendente; su uso se ha popularizado su demanda se ha socializado, y ha llegado al cien por cien de la población. Es la cirugía del siglo XXI.

CARMEN PEÑAS: España es uno de los países más avanzados de Europa en lo que a cirugía plástica y medicina estética implica. Los españoles estamos, sin duda, a la cabeza en la cirugía de la belleza y somos de los más avanzados del mundo; hay países que nos adelantan, pero son muy pocos, tal vez por lo que tú mencionas, por su cultura. En Europa, como en España, tenemos un gusto más conservador que, por ejemplo, en California.

P: Las operaciones de estética ayudan a ganar confianza y autoestima a muchas personas. Es determinante ponerse en manos de un gran profesional que, además, tenga ese componente humano, ya que lo que hace puede cambiarte la vida. ¿Qué consejos daría a los que quieren hacerse alguna intervención y están un poco perdidos?

JP: La cirugía plástica es la cirugía del ánimo, de la ilusión y de la alegría. Llevo años diciéndolo y es verdad. La paciente llega a consultar algo y se quiere operar, y al año, al hacerse la foto del alta, es otra persona más sonriente, más segura y más cordial. Por eso es fundamental elegir un buen profesional, para llegar a buen puerto con tu cirugía, que sea natural y que no se note que te han operado; sin problemas ni complicaciones.

A los que quieren operarse de algo y no saben ni con quién ni de qué, les diría que recaben la máxima información posible sobre quién opera de forma natural, sin complicaciones; en definitiva, quién tiene mucha experiencia, es humano, amable y tiene el respeto de sus pacientes.

CP: Es una buenísima pregunta porque, efectivamente, en medicina, y más en cirugía, no todo vale. Yo siempre hablo en mis cursos y ponencias del decálogo del buen cirujano plástico, para que el paciente sepa cómo elegir. Para no extenderme, me parece fundamental que se compruebe que el cirujano plástico en el que se deposita la confianza esté colegiado y pertenezca a la SECPRE; que opere en un hospital, mejor que en una clínica, ya que el hospital tiene todos los medios existentes para solucionar cualquier percance; y que tenga una experiencia visible y sólida, es decir, que el paciente venga referenciado por otros pacientes que tú puedas ver, que estén satisfechos y que tenga información directa del cirujano, que pueda ver sus casos clínicos. No basta con un buen documental en Google, redes sociales...

P: ¿Qué edad es recomendable para plantearse una operación de prótesis de mama? ¿Deberíamos tener en cuenta primero si todavía estamos en época de desarrollo?

JP: Es la operación más demandada en España de todas las de cirugía plástica. Las mujeres se someten a ella desde los dieciocho o veinte años hasta los cincuenta y cinco de forma general. Nunca antes de la menarquia, o primera regla, y siempre 2 años después de esa primera menstruación. Yo recomiendo la colocación retropectoral de la prótesis de mama, entre las costillas y el músculo pectoral, para que no se note que están operadas y la intervención no dificulte la posible detección de patología mamaria de la paciente, entre otras ventajas, como es la naturalidad del resultado.

CP: Para esta operación todas las edades son adecuadas; me explico: si la chica jovencita, después del período menstrual, no tiene pecho y está acomplejada, es buen momento. Una vez que es más adulta, después de los embarazos o durante estos, el pecho cambia y también es buen momento. Por último, a una edad más adulta, si la paciente sufre mucho cambio, se le cae el pecho, también es buen momento. ¡Es una operación estupenda para cualquier edad!

P: ¿Qué opina de las mujeres que están operadas de prótesis y luego se quedan embarazadas? ¿Qué riesgo tienen de tener que volver a operarse? ¿Deben esperar a tener hijos?

JP: Si eso pasara no sería recomendable operarse de prótesis de mama antes del embarazo, y eso no ocurre. El 50 % de las operaciones de prótesis de mama se hacen en mujeres jóvenes; por lo tanto, el embarazo no empeora el resultado, seguro. Lo importante es cuidarse el pecho durante el embarazo, con prótesis o sin ella, y durante la lactancia. Y si te quedas embarazada y engordas más de lo recomendable, lo crucial es cuidar el pecho con duchas de agua fría y llevar un buen sujetador que mantenga el pecho agarradito, incluso por la noche. Ese es mi consejo para cualquier mujer durante el embarazo y el posparto, con prótesis o sin ella.

EMBA

Capítulo 2

EMBARAZO

Lo que hagas en tu embarazo se refleja en tu posparto

Parece mentira que, mientras escribo estas líneas, sea ya madre de cuatro niños. Nunca me habría imaginado que fuera a tener una familia numerosa. Si os digo la verdad, antes de ser madre no podía imaginar que en mi vida hubiera sitio para la maternidad. Siempre he sido una persona muy activa, he querido aprovechar cada minuto. No paraba de trabajar, viajar, estudiar y disfrutar. Muchas veces pensaba: «Yo, de momento, no encuentro tiempo para ser madre». Bueno, tampoco tenía esa necesidad; sentía que mi vida era completa. Sin embargo, llegó un día en que, sin planearlo, cambié parte de mi mundo para crear uno nuevo. Creo que es algo que no se puede explicar con palabras; son sensaciones. Empezó como una reacción en cadena; primero el amor me agitó por dentro y, a partir de ahí, fueron apareciendo los frutos de nuestra relación.

Creo que ser madre es la tarea más difícil del mundo y la más sacrificada, pero, sin duda, también la más gratificante. Nunca sabes si lo estás haciendo bien del todo, aunque pongas todo tu empeño; vas aprendiendo con ellos de la mano.

El capítulo que empezamos está dirigido a las mujeres embarazadas y a sus cuidados. Por mi experiencia puedo deciros que cada embarazo es distinto debido a la situación personal en la que te encuentras, pero lo que he ido aprendiendo es que, como dice Caroline Correia, «Lo que haces en tu embarazo se refleja en tu posparto». Si te cuidas durante un embarazo normal, será un período más llevadero y ade-

más lu recuperación será más rápida y de calidad. No hay milagros, solo disfrutar de la gestación mientras te cuidas, y cuanto más adaptes estas costumbres, menos te costará. Puedo hablar desde mi experiencia personal; yo he disfrutado cada vez más de los embarazos gracias a los pilares que compartimos con vosotras en este manual.

LOS CAMBIOS FISIOLÓGICOS

El embarazo es un estado especial en el que el cuerpo de la madre se enfrenta a un proceso de adaptación maravilloso para poder crear las condiciones idóneas para el desarrollo fetal. La inundación hormonal de la placenta junto con el aumento de volumen uterino son los responsables principales de las modificaciones en la fisiología de la mujer.

La adaptación cardiovascular representa una de las más llamativas: el volumen sanguíneo y plasmático alcanzan alrededor de la semana 28-32 valores superiores en un 40 % a los previos a la gestación. Al volumen sanguíneo de la mujer no gestante (5.000 ml), se le añaden en el curso del embarazo unos 2.000 ml, acompañados del incremento de 4.000-6.000 ml de líquidos distribuidos por los tejidos extravasculares hasta alcanzar un total de 6.000-8.000 ml.

Las resistencias vasculares periféricas disminuyen y, con ellas, las cifras de tensión arterial alcanzan valores mínimos al final del segundo trimestre para, a partir de ese momento, elevarse gradualmente hasta volver a los valores previos a la gestación. La frecuencia cardíaca se incrementa hasta un máximo de un 15-20 %, pero rara vez por encima de 100 latidos por minuto. En cuanto a los cambios musculoesqueléticos, la lordosis progresiva es el cambio postural más característico de la gestación —se produce para compensar la posición anterior del útero gestante— y retrasa el centro de gravedad sobre las extremidades inferiores. Además, en bipedestación la embarazada separa los pies para aumentar su base de sustentación y también se experimenta un aumento de la movilidad y elasticidad de las articulaciones de la cadera (sacroilíacas, sacrococcígea y de la sínfisis del pubis).

ACTIVIDAD FÍSICA

El ejercicio, definido como la actividad física consistente en movimientos corporales planificados, estructurados y repetidos con el fin de mejorar la condición física, es un elemento esencial para llevar un estilo de vida saludable, y tanto los ginecólogos como otros profesionales de la salud deben aconsejar a sus pacientes que continúen con él o que lo inicien para una mantener salud óptima. En ausencia de complicaciones médicas u obstétricas, la actividad física en el embarazo es segura y aconsejable. En 2008, el Departamento de Salud y Servicios Humanos de los Estados Unidos desarrolló una guía de actividad física para embarazadas y pacientes sin problemas de salud en período de posparto. Las guías recomiendan al menos 150 minutos por semana de actividad aeróbica intensa a moderada.

Las guías recomiendan que en pacientes gestantes que habitualmente practicaban actividad aeróbica vigorosa, el equivalente a correr o trotar, pueden continuar con esta actividad durante el embarazo y el puerperio siempre que estén asesoradas por un profesional de salud acerca de cómo y cuándo debe ajustase el tiempo de actividad, que varía de persona a persona. No obstante. es válido resaltar que actividades que conlleven impacto aumentan la probabilidad de lesiones en el suelo pélvico y musculatura abdominal.

Durante el embarazo, el sedentarismo y la ganancia de peso se han reconocido como factores de riesgo para obesidad materna y las complicaciones del embarazo como la diabetes gestacional. Por el con-

trario, se ha observado que el ejercicio continuado podría disminuir el riesgo de diabetes, preeclampsia y posible cesárea. Debido a los cambios fisiológicos de la gestante, como el aumento de peso y el cambio del punto de gravedad con la lordosis progresiva, un 60 % de las mujeres podrían experimentar dolor en la parte baja de la espalda. El estiramiento correcto de los músculos de la espalda y el abdomen podría minimizar este riesgo.

Mientras practiquen ejercicio, las embarazadas tendrán que permanecer bien hidratadas, usar ropa cómoda y ligera, y evitar golpes de calor o humedad excesiva, sobre todo durante el primer trimestre. Siempre que exista alguna condición de salud especial o complicación durante la gestación, la paciente deberá acudir a su médico para que este la asesore. En los siguientes destacados resumiremos las situaciones que contraindicarían de forma absoluta y relativa el ejercicio aeróbico en la gestación:

Contraindicaciones absolutas de ejercicio aeróbico durante la gestación

- enfermedades cardíacas
- enfermedad restrictiva pulmonar
- incompetencia cervical o cerclaje
- gestación múltiple con riesgo de parto prematuro
- sangrado persistente del segundo y tercer trimestre
- placenta previa después de las 26 semanas de gestación
- amenaza de parto prematuro durante la gestación en curso
- ruptura prematura de membranas
- preeclampsia o hipertensión inducida por el embarazo
- anemia severa

Contraindicaciones relativas para el ejercicio aeróbico durante la gestación

- anemia
- arritmia cardíaca no controlada

A pesar del hecho de que el embarazo está asociado a profundos cambios anatómicos y fisiológicos, el ejercicio tiene riesgos mínimos y ha demostrado ser beneficioso para muchas mujeres. Los daños más comunes durante el ejercicio en gestantes se dan en los músculos esqueléticos, y se describen en su mayor parte como edemas en los miembros inferiores (80 %) y laxitud articular.

Actividades seguras para iniciar o mantener durante el embarazo

- caminar
- nadar
- ciclismo estacionario
- aeróbicos de bajo impacto, como yoga (adaptado al embarazo)
- pilates (adaptado al embarazo)
- entrenamiento de fuerza

Las siguientes actividades deben evitarse

- deportes de contacto (hockey, boxeo, fútbol, baloncesto)
- actividades con alto riesgo de caída (esquí, surf, ciclismo, gimnasia, equitación)
- submarinismo
- paracaidismo
- «hot yoga» o «hot pilates»

Siempre que adoptemos hábitos de vida saludables y practiquemos actividades de manera responsable, adaptadas a el nuevo estado que representa el embarazo y tomando en cuenta las recomendaciones médicas, podremos sacar el máximo beneficio para llegar con éxito al final de esta carrera que es la formación de una nueva vida.

CUIDADOS EN EL EMBARAZO

Los cuidados que le dediquemos a nuestro cuerpo durante el embarazo se reflejarán en el posparto. Es importante que durante este período seamos conscientes de lo que comemos y de los ejercicios que practiquemos. Sobre los ejercicios, es de suma importancia que tengamos como base el trabajo del suelo pélvico, la postura y la estabilización de la diástasis.

1. ¡No comas por dos!

Cada día que pasa este mito se va desvaneciendo, aunque aún persiste en la cabeza de algunas mujeres. El aumento calórico en el embarazo no debe de ser de más de 300 calorías de media; para que os hagáis una idea, una mujer que tiene una dieta de 2.000 calorías antes del embarazo pasará a ingerir 2.300 calorías durante este. El aumento de peso en la gestación es un factor de riesgo para que la mujer desarrolle diabetes gestacional, hipertensión, preeclampsia, trombosis, inducción del parto y cesáreas. El sobrepeso lleva a la embarazada a tener una mayor probabilidad de tener un parto más complicado y lesivo, tanto para ella como para el bebé. El exceso de peso en la gestación está íntimamente relacionado con los bebés grandes y con eso la probabilidad de lesiones en el suelo pélvico de la madre y de luxación en el hombro del bebé aumenta. Los dolores musculares, como lumbagos y dolores pélvicos, son más frecuentes en las mujeres con obesidad gestacional.

2. Practica actividad física

La práctica de ejercicio físico tiene como objetivo la prevención de algunas enfermedades que pueden sufrir las mujeres en esta etapa, como la diabetes, la preeclampsia y la hipertensión. También favorece los partos más cortos y menos traumáticos; desde 1990 la actividad física en la gestación forma parte de las recomendaciones del American College of Obstetricians and Gynecologists (ACOG).

Es de gran importancia que durante este período la embarazada esté guiada por un profesional que pueda ayudarla con un programa de ejercicios específicos que tenga como foco la higiene postural, la tonificación y el fortalecimiento de toda la musculatura corporal. La práctica de ejercicios mejora el control corporal, sobre todo en el caso de partos con epidural. Desde luego, no se debe olvidar que dentro de una buena preparación física gestacional el trabajo específico de flexibilización y tonificación del suelo pélvico es fundamental para intentar mantener el perineo sano, lo que propiciará una mejor recuperación tras el parto. Los beneficios de un embarazo activo también se ven reflejados en el posparto, ya que favorece una recuperación más rápida. Es de suma importancia que la mujer cree una rutina de ejercicios a lo largo del período gestacional.

3. Evita el estreñimiento

El estreñimiento en el embarazo es bastante habitual y su razón puede ser desde la alteración hormonal hasta una mala alimentación. Durante la gestación la mujer sufre el aumento de la progesterona; esta hormona aporta a los músculos y ligamentos una mayor flexibilidad, y en el intestino ralentiza el peristaltismo. Y si juntamos la alteración hormonal fisiológica del embarazo con una mala alimentación, empeoramos el estreñimiento, que podría provocar problemas en el suelo pélvico de la futura madre.

Recuerda que el estreñimiento puede llegar a lesionar tu suelo pélvico, véase la página 31 del apartado de «estreñimiento».

¿Qué hacer para evitar el estreñimiento?

1. Toma un vaso de agua por la mañana, en ayunas; ayuda a estimular el peristaltismo.
2. Establece una hora para ir al baño.
3. Evita ir al baño con el móvil.
4. Evita hacer fuerza para expulsar las heces.
5. Si necesitas hacer fuerza, evita quedarte sin respirar.
6. Practica algún deporte.
7. Evita los azúcares.

4. Higiene postural

El cuidado con la postura es clave para todas las mamás que desean prevenir problemas como la diástasis abdominal, los prolapsos genitales, las incontinencias y los dolores en la espalda. Cuando mantenemos la pelvis en neutro y la columna estirada, propiciamos la activación de toda la musculatura interna y el equilibrio de los vectores de fuerza del cuerpo, lo que favorece la protección del suelo pélvico. En el caso de la prevención de la diástasis, cuando mantenemos una buena postura hay un mayor reclutamiento de colágeno y se favorecen las fibras tonificadas del abdomen, ayudando así en la prevención de la diástasis abdominal.

Para repasar las posturas correctas para cada actividad, consulta el apartado «Higiene postural» del capítulo 1, página 27.

PREVENIR POSIBLES PROBLEMAS

DIÁSTASIS ABDOMINAL

Durante el embarazo el cuerpo de la mujer se adapta fisiológicamente, la postura se altera y los músculos abdominales se estiran con la finalidad de soportar el útero en crecimiento. La separación de los ligamentos abdominales, conocida como diástasis abdominal, por desgracia, es inevitable en el embarazo; todas las mujeres la desarrollan al llegar al tercer trimestre o ya la habrán desarrollado. Lo más importante en el embarazo será conseguir que esta separación de los rectos del abdomen se mantenga dentro de una separación fisiológica, lo que sucede cuando el ancho es inferior a 1,5 cm a nivel del esternón; de 2,2 cm a 3 por encima del ombligo, y de 0,6 a 2 cm por debajo del ombligo. Para conseguir estos objetivos la mujer debe trabajar de manera efectiva la tonificación abdominal, pélvica y la reeducación postural.

¿POR QUÉ DEBEMOS CUIDAR EL SUELO PÉLVICO EN EL EMBARAZO?

Durante el embarazo, el cuidado del suelo pélvico y toda la zona lumbar pélvica es imprescindible, ya que la alteración postural que se produce durante el embarazo pone en riesgo la estabilidad de la zona lumbar y pélvica, favoreciendo los problemas de suelo pélvico y los dolores en la zona lumbar. Practica ejercicios que favorezcan la postura, que tonifiquen los abdominales profundos, la musculatura de la espalda y el suelo pélvico. Mantener la zona lumbopélvica estable en el embarazo es la primera clave de prevención de dolores de espalda y problemas de suelo pélvico. Pensando en esto proponemos los siguientes ejercicios para que mantengas las zonas abdominal y pélvica sanas durante el embarazo.

EJERCICIOS PARA EL SUELO PÉLVICO

En el embarazo, debido al desarrollo uterino, la pared abdominal se estira y la mujer sufre un gran cambio postural, lo que favorece el aumento de la presión intraabdominal; debido a esto, los abdominales se separan para conseguir un equilibrio sobre este aumento de presión, con lo cual también se pone en riesgo el suelo pélvico. El entrenamiento propioceptivo sobre un tronco de madera se conoce como «método 5p».

Este método de entrenamiento y de rehabilitación postural se lleva a cabo sobre un tronco de madera que tiene como objetivo principal la mejora de la zona abdominal y pélvica. Por ser el tronco un plano inestable, toda la musculatura estabilizadora y postural del cuerpo se activa para que no nos caigamos. La zona abdominal y el suelo pélvico forman parte de estos grupos musculares; por lo tanto, cuando ponemos en práctica estos ejercicios favorecemos su tonificación, además de hacer una reeducación postural, ya que obligamos al cuerpo a estirarse, lo que mejora las fibras de colágeno y, en consecuencia, la diástasis y la zona de los músculos pélvicos.

Todos los ejercicios se basan en dos principios esenciales: controlar la respiración y la postura del cuerpo.

Respiración

La respiración es un elemento clave del método 5p, ya que través de ella conseguiremos trabajar mejor la musculatura abdominal y el suelo pélvico. Usaremos la respiración diafragmática. Para ello es importante resaltar que durante la inspiración el aire irá hacia las costillas (sensación de que quieres ensanchar la espalda y no hacia el abdomen); durante la espiración soltaremos el aire lentamente por la boca durante 4 segundos.

Postura inicial: Para la práctica de la respiración te recomiendo que estés tumbada.
Acción: Inspira llevando el aire hacia las costillas y espira lentamente por la boca, intentando que las costillas no bajen de golpe.

Agrega el *winner flow* a tus entrenamientos:

La musculatura de suelo pélvico y abdominal se activa durante la espiración con una postura correcta. El *winner flow* está diseñado para ofrecer resistencia al aire de salida, lo que obliga a que los músculos se activen. Para nuestro entrenamiento sugiero que pongamos el *winner flow* a 2,5 de apertura.

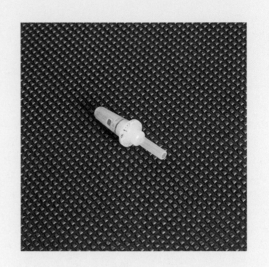

Pautas posturales

La columna debe estar lo más estirada que sea posible; los hombros, hacia abajo, y la pelvis, en neutro. Para la ejecución de los ejercicios es importante que estemos descalzas, porque el ajuste de nuestra postura empieza desde la planta del pie, debido a las terminaciones nerviosas que allá se encuentran y que se activan una vez que nos encontramos encima del tronco.

Podremos hacer el ejercicio con el *winner flow* o sin él. En caso de que elijas hacerlo con él, intenta dejar una apertura 2,5 y no apretarlo con los dientes.

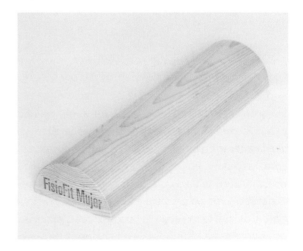

1. Respiración sin tronco

Postura inicial: De pie, con las piernas separadas a la anchura de la cadera y los hombros lejos de las orejas.

Acción: Para lograr una mejor propiocepción del movimiento costal, pon las manos en las costillas.

Ahora, inspira por la nariz llevando el aire hacia las costillas; enseguida, espira lentamente por la boca durante 4 segundos, intentando que las costillas no se cierren.

2. Respiración sobre el tronco

Postura inicial: Usando la parte cóncava del tronco, dejaremos el elástico atrapado por debajo. De pie y descalza sobre el tronco, con las piernas separadas a la anchura de la cadera y los hombros lejos de las orejas.

Acción: Para lograr una mejor propiocepción del movimiento costal, me gustaría que te pusieras las manos en las costillas. Ahora inspira por la nariz llevando el aire hacia las costillas; enseguida, espira lentamente por la boca durante 4 segundos, intentando que las costillas no se cierren.

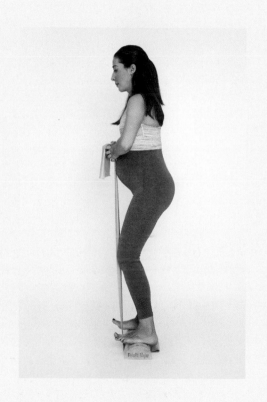

3. Trabajo de hombros

Postura inicial: Usando la parte cóncava del tronco, dejaremos el elástico atrapado por debajo. De pie y descalza sobre el tronco, con las piernas separadas a la anchura de la cadera y los hombros lejos de las orejas.

Acción: Inspira por la nariz llevando el aire hacia las costillas; enseguida, espira lentamente por la boca durante 4 segundos, intentando que las costillas no se cierren, a la vez que tiras del elástico hacia delante, tratando de estirar el elástico y de dejar que vuelva a la posición inicial en la misma espiración.

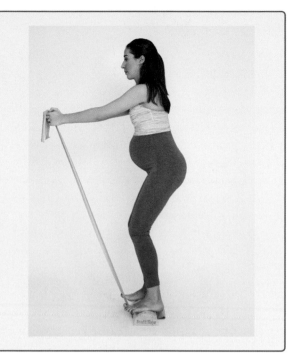

4. Trabajo gran dorsal

Postura inicial: Usando la parte cóncava del tronco, dejaremos el elástico atrapado por debajo. De pie y descalza sobre el tronco, con las piernas separadas a la anchura de la cadera y los hombros lejos de las orejas.

Acción: Inspira por la nariz llevando el aire hacia las costillas; enseguida, espira lentamente por la boca durante 4 segundos, intentando que las costillas no se cierren, a la vez que tiras del elástico hacia arriba, tratando de estirar el elástico y de dejar que vuelva a la posición inicial en la misma espiración.

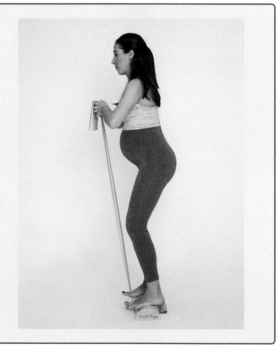

5. Sentadilla

Postura inicial: Usando la parte cóncava del tronco, dejaremos el elástico atrapado por debajo. De pie y descalza sobre el tronco, con las piernas separadas a la anchura de la cadera y los hombros lejos de las orejas.

Acción: Inspira por la nariz llevando el aire hacia las costillas; enseguida, espira lentamente por la boca durante 4 segundos, intentando que las costillas no se cierren, a la vez que bajas en una sentadilla. Para ayudarte con el equilibrio, tira del elástico hacia delante.

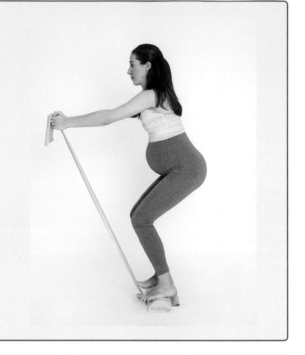

6. Círculos con el brazo

Postura inicial: Usando la parte cóncava del tronco, de pie y descalza sobre él, con las piernas separadas a la anchura de la cadera y los hombros lejos de las orejas.

Acción: Deja los brazos estirados hacia delante, como si tuvieras tienes un muelle entre las manos; es importante que mantengas la tensión en los brazos. Inspira por la nariz y espira por la boca lentamente mientras elevas los brazos realizando medios círculos. Haremos 5 medios círculos hacia arriba y otros 5 hacia abajo. Es importante ejecutar el movimiento durante la espiración y en la inspiración los brazos deben volver al centro.

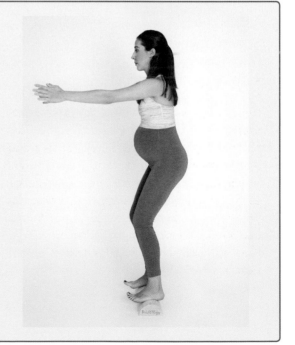

7. Elevación de brazos

Postura inicial: Usando la parte cóncava del tronco, de pie y descalza sobre él, con las piernas separadas a la anchura de la cadera y los hombros lejos de las orejas.

Acción: Deja los brazos estirados hacia delante, como si tuvieras un muelle entre las manos; es importante que mantengas la tensión en los brazos. Inspira por la nariz lentamente mientras elevas los brazos hacia el techo y regresa hacia el punto de partida mientras espiras por la boca.

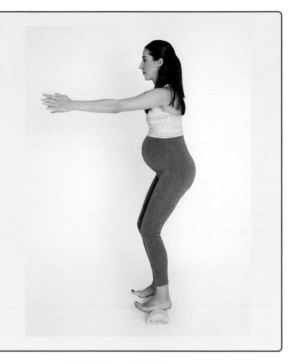

8. Postura mantenida

Postura inicial: Usando la parte cóncava del tronco, de pie y descalza sobre él, con las piernas separadas a la anchura de la cadera, las rodillas semiflexionadas y los hombros lejos de las orejas.

Acción: Deja los brazos estirados hacia delante, como si tuvieras un muelle entre las manos; es importante que mantengas la tensión en los brazos. Inspira por la nariz y espira lentamente por la boca mientras elevas los brazos hacia el techo y los mantienes estirados durante las diez respiraciones.

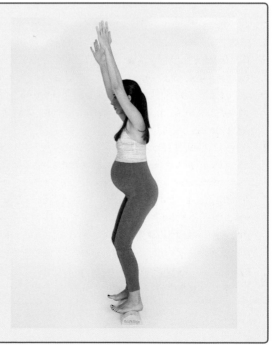

9. Estiramiento cuadrado lumbar

Postura inicial: Usando la parte cóncava del tronco, de pie y descalza sobre él, con las piernas separadas a la anchura de la cadera, las rodillas semiflexionadas y los hombros lejos de las orejas.

Acción: Deja los brazos estirados hacia delante, como si tuvieras un muelle entre las manos; es importante que mantengas la tensión en los brazos. Inspira por la nariz y espira por la boca lentamente mientras elevas los brazos hacia el techo y los mantienes estirados. Inspira por la nariz y espira estirando el cuerpo hacia el lateral; imagina que quieres tocar con las puntas de los dedos el rincón entre la pared y el techo.

Cuando ya seas capaz de mantenerte en equilibrio sobre la parte cóncava del tronco, haz el mismo ejercicio del lado contrario.

El lado cóncavo del tronco ayuda a normalizar el tono muscular y el lado plano contribuye a la tonificación.

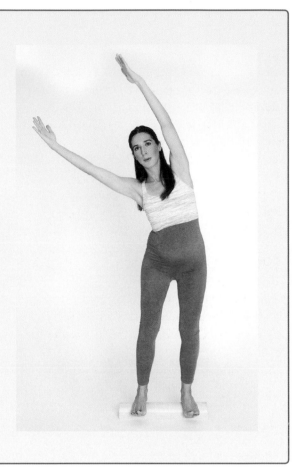

EJERCICIOS ABDOMINALES

¿Se puede trabajar el abdomen durante el embarazo? No es que se pueda, es que se debe. En el embarazo se producen muchos cambios posturales, fisiológicos, hormonales y estructurales. Por ello, los ejercicios abdominales deben ir adaptándose para conseguir un abdomen fuerte pero a la vez flexible. No obstante, no todos los ejercicios son válidos; deberemos evitar aquellos que aumentan la presión intraabdominal y los que provocan que el ombligo salga hacia fuera y que los rectos se separen:

Ejercicios que deben evitarse

- crunch
- planchas frontales
- roll up: desde la posición tumbada nos incorporamos lentamente, vértebra a vértebra.
- oblicuos con elevación de tronco

Estos ejercicios activan sobre todo los rectos y provocan un aumento de presión intraabdominal. El desenlace de este aumento de presión será una mayor separación entre los rectos (mayor diástasis), mayor descenso de los órganos pélvicos y debilidad del suelo pélvico.

Los ejercicios más adecuados serán aquellos en los que trabajemos la musculatura abdominal profunda (el transverso y los oblicuos internos). Trabajaremos esta musculatura con ejercicios con la columna elongada, la pelvis en neutro y con una respiración adecuada (exhalando al activar la faja abdominal profunda y el suelo pélvico). Te invitamos a probar estos sencillos ejercicios abdominales que te ayudarán a estabilizar la diástasis abdominal.

Antes de que empieces con el entrenamiento, consulta cómo respirar de forma correcta en los ejercicios para la diástasis en el posparto en la página 133 del capítulo 3.

Transverso y oblicuos

Postura inicial: Tumbada de lado, deja la pierna de abajo estirada y la de arriba flexionada; pon una pelota o una almohada bajo la rodilla de la pierna de arriba. El brazo de abajo estará estirado y la cabeza reposará sobre él; apoya la mano del otro lado en el suelo.

Acción: Inspira por la nariz llevando el aire hacia las costillas y espira por la boca estirando la columna y activando el suelo pélvico y el abdomen a la vez que presionas la pelota o la almohada con la rodilla y el suelo con la mano.

Trabajo global: glúteos, gran dorsal, rectos abdominales, oblicuos y transversos

Para este ejercicio usaremos un *fitball*.

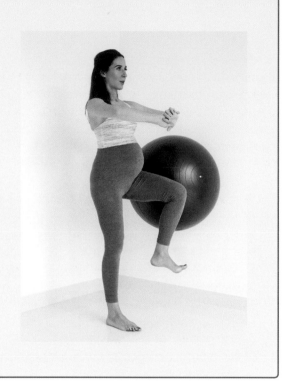

Postura inicial: De pie con la columna estirada, dejamos la pelota apoyada entre la pared y el fémur (hueso de la cadera). La pierna que se encuentra al lado de la pelota se quedará suspendida; dejaremos la rodilla alineada con la cadera. La pierna de apoyo estará tensa. Dejaremos las manos alineadas con el pecho; ambas se unen por los dedos en garras e introducimos tensión con los codos hacia fuera.

Acción: Inspira y espira manteniendo la postura a la vez que empujas la pelota con la cadera. Durante la espiración es importante que actives el suelo pélvico y el abdomen.

Oblicuos

Postura inicial: Sigue tumbada dejando un talón en el suelo y pon la otra pierna sobre la de apoyo. La pierna que está arriba empuja la de abajo hacia dentro, y esta tiene que ofrecer resistencia. La mano, al mismo lado que la pierna, empuja la pierna que está encima hacia fuera y esta ofrece resistencia.

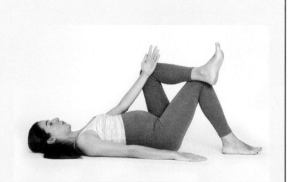

Acción: Inspira por la nariz manteniendo la postura, lleva el aire hacia las costillas y espira por la boca realizando la activación del suelo pélvico y el abdomen al mismo tiempo que empujas la pierna hacia fuera.

¡Estoy embarazada! Qué momento más bonito y enigmático. Empiezan 9 meses de aventura en los que nuestro cuerpo experimenta cambios y queremos dar lo mejor de nosotras para estar fuertes y que nuestro bebé nazca sano. Tenemos grandes retos:

- Satisfacer la demanda nutritiva y energética del feto.
- Cubrir nuestras necesidades nutricionales y evitar desequilibrios metabólicos: diabetes gestacional, preeclampsia, alteraciones lipídicas, obesidad.
- Cuidar nuestro sistema digestivo para favorecer una correcta tolerancia a los alimentos y una absorción de nutrientes apropiada.
- Preparar el cuerpo para el parto y asegurar la reserva energética para la lactancia.
- Evitar infecciones como la toxoplasmosis o la listeriosis.

La falta de previsión y el desorden son nuestros peores aliados en materia de alimentación durante el embarazo. El cuerpo responde con picos de hambre, se descontrola para que le demos lo que necesita y, en estos momentos, tendemos a consumir alimentos de escasa calidad nutricional.

Como es de esperar, durante el embarazo nuestras demandas nutricionales aumentan, pero esto no quiere decir que tengamos que «comer por dos»; simplemente necesitamos una alimentación más variada y nutritiva. No hay que adoptar una dieta muy diferente a la que debemos seguir en otros momentos de nuestra vida, pero sí tenemos que estar más atentas a ciertos nutrientes y, sobre todo, ser más organizadas para elaborar menús completos, favorecer una buena digestión, evitar las alteraciones en el azúcar sin dejar de comer hidratos de carbono de calidad y aumentar la higiene de los alimentos.

¿CUÁNTO PESO DEBO GANAR?

El aumento de peso durante el embarazo se produce por el crecimiento del feto, la síntesis de nuevos tejidos en la madre (glándulas mamarias, tejido uterino y placenta) y el aumento de la reserva energética en forma de grasa parar sustentar el embarazo y la lactancia.

La ganancia de peso dependerá del peso del que partamos y de cómo sea el embarazo. En el primer trimestre se suelen subir 1-3 kilos, aunque hay mujeres que incluso adelgazan si presentan náuseas y vómitos. El mayor aumento de peso se produce en el segundo y el tercer trimestre; calculando tu IMC y tu porcentaje de grasa inicial, tu ginecólogo te marcará un peso objetivo.

¿QUÉ CAMBIOS METABÓLICOS EXPERIMENTARÁ MI CUERPO?

Todos los cambios que se producen en la mujer tienen el objetivo de propiciar un ambiente que sustente el desarrollo y el crecimiento del feto.

La maquinaria del cuerpo se pone a las órdenes del embarazo y aumenta la actividad del corazón, la respiración o el sistema vascular para asegurar el transporte placentario de nutrientes, etc. Este aumento se producirá sobre todo en el segundo y tercer trimestre.

Para asegurar la disponibilidad de energía circulante (glucosa), sobre todo en el segundo y el tercer trimestre, la placenta genera hormonas que propician una cierta resistencia a la insulina en tejidos periféricos de la madre, lo que contribuye a preservar la glucosa en sangre para el consumo del cerebro de la madre y para el feto. Esta es la razón de que sea importante prevenir la diabetes gesta-

cional en mujeres predispuestas a ella. La insulina se comporta como la llave que hace que la glucosa penetre en la célula; si la cerradura de esa llave se bloquea, existe una resistencia de la célula a la acción de esta insulina.

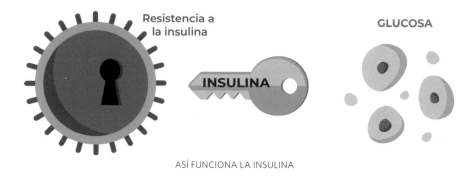

Resistencia a la insulina

INSULINA

GLUCOSA

ASÍ FUNCIONA LA INSULINA

Cambios gastrointestinales

El tono y la motilidad del sistema digestivo disminuyen para ralentizar el paso de nutrientes y mejorar su absorción y aprovechamiento. Es la razón por la que pueden aparecer estreñimiento, náuseas, vómitos y cambios en el apetito.

Evitar el estreñimiento

Los cambios hormonales ralentizan el proceso digestivo y el tránsito intestinal; por eso el estreñimiento puede ser más común durante el embarazo. Para evitarlo es importante aumentar el consumo de fibra diario. Se recomienda tomar unos 30 gramos al día y los conseguimos incorporando los cereales en su versión integral, legumbres, muchas verduras, fruta fresca y semillas molidas.

Para ver más pautas de cómo evitar el estreñimiento consulta la página 93.

Cambios nutricionales

Para llevar a cabo todos estos cambios orgánicos y además nutrir a nuestro bebé, necesitamos consumir algunos nutrientes en mayor cantidad para evitar déficits o anemias.

Nutrientes a examen

- **Hierro:** El hierro es esencial para transportar oxígeno en la sangre; en la mujer el volumen sanguíneo aumenta un 45 % o incluso más. Tu organismo tiene que crear una placenta muy vascularizada e inicialmente el feto no fabrica sus propios glóbulos rojos y depende de los de la madre. La anemia ferropénica es muy común, sobre todo en el segundo y el tercer trimestre, cuando el feto demanda más; por esto es tan importante asegurar una correcta ingesta de este mineral.
- **Yodo:** La actividad tiroidea es alta durante el embarazo y el yodo es un mineral esencial para

la correcta producción de hormonas tiroideas. Por lo general se suplementa para prevenir un posible déficit.

- **Ácido fólico:** Su déficit supondría problemas en el desarrollo neuronal del feto desde los primeros días de su desarrollo, por eso es tan importante hacer prevención y suplementarse con ácido fólico incluso desde que empezamos a pensar en quedarnos embarazadas.
- **Calcio:** La demanda del feto es alta para crear unos huesos y dientes fuertes. Si la disponibilidad de calcio es baja, tirará de tus propias reservas. Asegúrate de que haya cantidad suficiente de calcio disponible en sangre.
- **Omega 3:** El aporte de omega 3, en concreto de DHA en la dieta, resulta clave para el desarrollo cerebral y visual del feto, un proceso que se inicia en el mismo momento de la concepción y continúa hasta los dos años de vida. Se ha relacionado la ingesta de DHA con mayor peso del bebé al nacer y mayor perímetro craneal, menor riesgo de tener un parto prematuro, menor riesgo de sufrir hipertensión (preeclampsia) y depresión posparto. También es un buen cardioprotector y antiinflamatorio para la madre.

- **Proteínas:** Son el nutriente estructural por excelencia y la formación de nuevos tejidos las demanda; además, favorecen la formación y renovación de las células y son fundamentales para el crecimiento del feto.
- **Vitamina D:** Favorece el mantenimiento de unos huesos sanos, el equilibrio hormonal, el funcionamiento normal del sistema inmunitario y la división celular. Los niveles óptimos de vitamina D previenen de diversas complicaciones como la diabetes gestacional, la preeclampsia o el parto prematuro. Se sintetiza con la exposición a la luz solar.

La mayoría de los complementos nutricionales específicos para el embarazo aportan estos nutrientes, pero no por ello debemos dejar de consumirlos en la dieta; es importante que estén presentes de manera equilibrada en el menú diario.

¿Solo estos nutrientes? ¡No! La dieta de una embarazada tiene que ser rica en vitaminas B, antioxidantes, vitamina C, vitamina A, magnesio, potasio, grasas, hidratos de carbono, fibra... Necesitamos una densidad nutricional alta que asegure una micronutrición óptima.

NUTRIENTE						
HIERRO	CALCIO	YODO	ÁCIDO FÓLICO	Á. G. OMEGA 3	PROTEÍNAS	VITAMINA D
FUNCIÓN						
Transportar oxígeno en la sangre para la madre y el feto	Creación de huesos y dientes del feto	Producción de hormonas tiroideas	Desarrollo neuronal del feto	Desarrollo neuronal y visión del feto	Formación de nuevos tejidos	Equilibrio hormonal, inmunitario, división celular y formación del sistema óseo
ALIMENTOS						
Conejo, ternera o buey, almejas, mejillones, berberechos	Sardinillas, garbanzos, sésamo, algas, lácteos, almendras, avellanas, brócoli	Marisco, pescado, algas	Espinacas, acelgas, lentejas, judías pintas, espárragos	Pescado azul de pequeño tamaño, lino y chía molidos, cáñamo	Carnes, pescados, huevos, lácteos	Pescados azules, setas, yema de huevo

LA HIDRATACIÓN ES FUNDAMENTAL

Se recomienda beber de 2 a 2,5 litros de agua por día un gramo de agua durante el primer trimestre de embarazo. En el segundo y tercer trimestre: 2,5-3 litros por día.

Reducir el riesgo de preeclampsia

Los alimentos con efectos probióticos contribuyen a favorecer una mayor diversidad bacteriana en nuestra microbiota intestinal, y una microbiota fuerte se asocia a un menor riesgo de preeclampsia y parto prematuro.

¿Qué probióticos puedo tomar? Los alimentos probióticos tienen bacterias vivas y son productos sin pasteurizar, cuyo consumo nos genera muchas dudas; el yogur, el kéfir, el chucrut, el miso o la kombucha son alternativas probióticas seguras:

- El yogur y el kéfir son seguros y se suelen tolerar bien. Si la tolerancia a los lácteos no es buena, opta por alternativas vegetales de coco o soja.
- La kombucha tiene algo de cafeína y una pequeñísima cantidad de alcohol por su proceso de fermentación. También se puede consumir, pero de manera moderada. Un vaso al día es una cantidad adecuada.
- El chucrut y el miso son alimentos que favorecen la digestión y se pueden consumir, siempre como complemento de una dieta variada.

¿QUÉ ALIMENTOS SE DEBEN EVITAR EN EL EMBARAZO?

CRUDOS Y CURADOS: Conviene pelar, si es preciso, los vegetales que se vayan a consumir crudos, así como lavarlos minuciosamente con agua, aclarando bien bajo el grifo para que se desprendan los quistes. Incluso se recomienda frotar con un cepillito las frutas que se consuman con piel. Consume la fruta en buen estado y evita las verduras con hojas rotas y oxidadas. El agua con bicarbonato puede contribuir a reducir pesticidas, pero no bacterias; por eso es muy importante lavar muy bien con agua, mejor si es dejándola correr y no metiendo el alimento en agua estancada durante mucho tiempo.

También debemos evitar el consumo de ahumados (salmón, trucha, bacalao, atún, caballa) y embutidos y derivados cárnicos que no se hayan tratado con calor, como charcutería cruda (chorizo, longaniza, fuet, lomo, salami, mortadela, salchichón), jamón ibérico, foie fresco y paté, leche cruda y quesos no pasteurizados (quesos blandos, tales como feta, brie o camembert, los de pasta enmohecida o con vetas azules y los quesos frescos). Es preciso evitar el huevo crudo y las salsas que lo contengan, como la mayonesa.

PESCADO SIN CONGELAR: Para evitar una infección por anisakis (un parásito del pescado), tenemos que congelar el pescado a –20 °C durante 5 días.

Evita el pescado azul de gran tamaño, como el atún, el lucio, el emperador o el cazón: están muy contaminados de mercurio, un mineral neurotóxico que puede atravesar la barrera placentaria.

EXCITANTES: Se puede beber café durante el embarazo, pero no se debe abusar de él. La recomendación de cafeína debe personalizarse, pero los estudios nos demuestran que lo ideal es no excederse de una o dos tazas pequeñas al día, lo que corresponde a 200 mg de cafeína. Si tienes problemas para dormir o niveles altos de estrés, te recomiendo no consumir café y optar por bebidas calmantes como el té rooibos o la camomila.

Los excitantes no solo están en el café, también los encontramos en el té y los refrescos con cafeína y, en menor medida, en el chocolate.

ULTRAPROCESADOS: Son alimentos con escaso valor nutricional y ahora lo que necesitamos es todo lo contrario, gran cantidad de nutrientes. Además, contienen muchos aditivos sintéticos que sobrecargan el sistema y a menudo llevan azúcar, mucha sal y grasas hidrogenadas.

ALCOHOL: El consumo de alcohol está desaconsejado; por poco que sea, puede atravesar la barrera placentaria y dañar a tu bebé.

ALIMENTOS QUE DEBES EVITAR	
CRUDOS	Ahumados: salmón, trucha, bacalao, atún, caballa
	Embutidos y derivados cárnicos que no se hayan tratado con calor: chorizo, longaniza, fuet, lomo, salami, mortadela, salchichón, jamón ibérico
	Foie fresco y paté
	Leche cruda y quesos no pasteurizados: quesos blandos, tales como feta, brie o camembert, los de pasta enmohecida o con vetas azules y los quesos frescos
	Evitar el huevo crudo y salsas que lo contengan, como la mayonesa
PESCADO	Pescado sin congelar / Pescado de gran tamaño: emperador, atún, cazón, lucio
EXCITANTES	Café / Té negro / Refrescos con cafeína
ULTRAPROCESADOS	
ALCOHOL	

MENÚ ¡YA ES COMO UN MELOCOTÓN!	
DESAYUNO	Bebida de coco con cacao Yogur natural con granola y fruta fresca
MEDIA MAÑANA	Bizcocho casero integral con crema de cacahuete
COMIDA	Ensalada de remolacha, zanahoria rallada, aguacate, tomate y brotes de alfalfa Lentejas cocidas con arroz integral y verduras
MERIENDA	Cracker de semillas con paté de calabaza y mejillones
CENA	Espinacas con batata, piñones y cebolla Muslitos de pavo al horno con limón y tomillo

TERCER TRIMESTRE

Son las últimas semanas de gestación y el bebé culmina su desarrollo y gana peso; el consumo de proteínas, hierro, calcio, ácidos grasos omega 3 o yodo sigue siendo crucial. Las necesidades de calorías durante el tercer trimestre de embarazo son similares a las del segundo trimestre. Las calorías siguen siendo de unas 350 kcal más al día.

La hidratación es muy importante en este trimestre, ya que hay una mayor probabilidad de estreñimiento y de retención de líquidos; además, la actividad vascular de la placenta por la demanda del bebé es muy superior. Las recomendaciones de líquidos están en 2,5-3 litros al día.

El cuidado de la microbiota intestinal contribuye a controlar el estreñimiento y a favorecer una buena colonización bacteriana del bebé al nacer. La suplementación con probióticos es muy interesante y debe estar pautada por un especialista. En la dieta diaria se deben incluir alimentos ricos en bacterias probióticas.

CONSEJOS

- **Acidez o reflujo:** Puede verse aumentado por el incremento de la presión diafragmática. Bebe agua fuera de las comidas, no durante ellas. Come despacio y mastica bien, reduce las raciones y come más veces al día, no te acuestes nada más terminar de comer, cena temprano, incluye infusiones de jengibre después de las comidas.
- **Retención de líquidos:** Aumenta el consumo de alimentos ricos en potasio (boniato, plátano, pepino, calabaza, zanahoria, limón), evita los excitantes y los refrescos azucarados, bebe entre 8 y 10 vasos de agua de baja mineralización al día.

MENÚ ¡QUE YA LLEGA!	
DESAYUNO	Agua con limón y jengibre Tortitas de avena y huevo con manzana asada y almendras laminadas
MEDIA MAÑANA	Fruta de temporada y un puñado de frutos secos
COMIDA	Noodles con setas, anacardos y espárragos trigueros Pechugas de pollo en salsa
MERIENDA	Kombucha Mousse de chocolate casera
CENA	Crema de brócoli Sardinas al papillote con limón

PRIORIDADES NUTRICIONALES POR TRIMESTRE	
1.er trimestre (semanas 1-12)	Evitar las carencias nutricionales: ácido fólico y yodo Control de las náuseas Evitar toxiinfecciones
2.º trimestre (semanas 13-26)	Aumentar la densidad nutricional Garantizar aporte de hierro y calcio Control del peso
3.er trimestre (semanas 27-parto)	Control del peso Densidad nutricional alta Garantizar aporte de hierro Aporte de DHA Prepararse para el parto Fortalecer microbiota: probióticos

POSP

Capítulo 3

POSPARTO

POSPARTO INMEDIATO

En el embarazo el cuerpo femenino experimenta grandes cambios para llevar a cabo la gestación. La postura se adapta alterando las curvas fisiológicas debido al crecimiento uterino y el espacio localizado entre el tórax y la pelvis se somete a un aumento de presión, estirando toda la estructura fascial, muscular y de los ligamentos. Por ello la mujer en el momento del posparto es más vulnerable a sufrir problemas como incontinencias urinarias o fecales, prolapsos o diástasis abdominal. La postura y el equilibrio muscular de la zona abdominal-pélvica deben ser lo primero en lo que una mujer piense cuando decida realizar su recuperación posparto.

El posparto se divide en dos fases: el posparto inmediato y el posparto tardío.

El posparto inmediato se corresponde a los primeros 10 días tras el parto; en este momento es habitual que la mujer tenga dolor muscular, fatiga, edema, inflamaciones o incontinencia. Es una fase en la que es importantísimo que evite estar mucho tiempo de pie y cargar peso, ya que toda la zona pélvica se encuentra distendida.

¿Qué objetivo debemos trazar en esta fase?

Favorecer la higiene postural. Es muy importante que la mujer esté atenta a cómo se sienta, camina y está de pie, con la finalidad de favorecer el equilibrio de fuerzas del cuerpo y promover un trabajo preventivo del suelo pélvico y el abdomen.

Evitar el estreñimiento. Muchas mujeres, tras el parto con episiotomía, desencadenan miedo a la defecación; es recomendable poner los pies sobre un banco donde las rodillas pasen la línea de la cadera. Este sencillo gesto favorece la relajación del suelo pélvico y facilita la salida de las heces sin esfuerzos.

¿Consejos para las primeras 48 horas?

Evita ponerte de pie. Debes estar tumbada el máximo tiempo posible, ya que esto favorecerá la recuperación de las estructuras pélvicas.

Si necesitas ponerte de pie, usa el cinturón pélvico; te ayudará con la estabilización de la pelvis y favorecerá la buena postura disminuyendo la presión en el suelo pélvico.

Para favorecer la circulación mientras estés tumbada, haz movimientos circulares con los tobillos y mueve los miembros inferiores.

Pon en práctica el trabajo de activación del suelo pélvico y el abdomen a través de la respiración.

¿Como usar el cinturón pélvico?

El cinturón pélvico favorece la colocación de la pelvis en neutro, proporciona una mayor estabilidad corporal y protege la zona pélvica de aumentos excesivos de presión.

Durante el posparto se recomienda usar el cinturón pélvico para ayudar en el cierre de la pelvis (que durante el parto y el embarazo se ensancharon para acomodar al bebé). Es interesante que el cinturón se utilice durante las 6 primeras semanas posparto debido a la alta concentración de una hormona llamada «relaxina» que permitirá amoldar la pelvis facilitando su cierre.

Paso a paso de cómo poner el cinturón pélvico

1. Coloca el cinturón apoyado en la zona de sacro.
2. Las tiras pasaran sobre la cadera.
3. Cierra el cinturón en la zona púbica, dejando el cinturón apretado pero sin que te moleste.

4. Tira de las pequeñas bandas elásticas dejando el cinturón más apretado.
5. Comprueba que puedes tener libre movimiento.

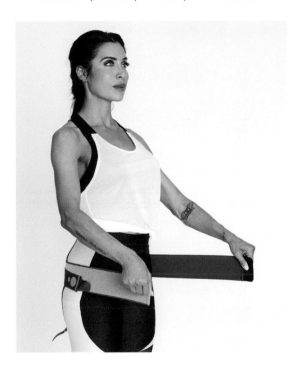 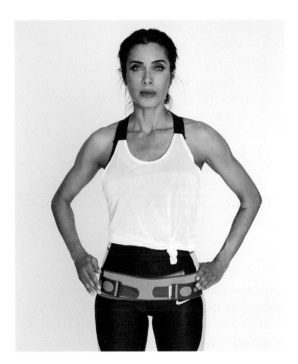

EJERCICIOS PARA LA CUARENTENA

Según la Asociación Española de Fisioterapia los ejercicios en esta fase deben orientarse a favorecer la circulación. Se recomienda que sean suaves, preferentemente en una postura tumbada y sentada, con pocas repeticiones y sin que intervengan grandes grupos musculares o amplios movimientos. En esta fase haz ejercicios que trabajen con la respiración y la postura, para que actúen en la musculatura profunda y la reeducación postural. Los ejercicios de Kegel también están indicados en este momento.

Parto vaginal

SEMANAS 1-3 DESPUÉS DEL PARTO
Mira cómo activar el suelo pélvico y el abdomen en la parte de dedicada a la diástasis abdominal (ejercicios abdominales), página 133.

1. Sentada en la pelota respiración

Postura inicial: Sentada en la pelota, con las piernas separadas a la anchura de la cadera, la columna estirada y la pelvis en neutro.

Acción: Inspira por la nariz llevando el aire hacia las costillas y espira por la boca manteniendo la columna estirada a la vez que contraes el suelo pélvico y la musculatura abdominal.

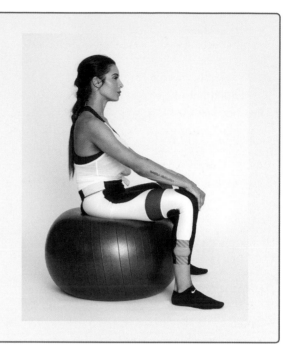

2. Puente

Postura inicial: Tumbada boca arriba, con las piernas separadas a la anchura de la cadera. Columna lo más estirada que puedas, imagina que empujas una pared con la cabeza. Dejamos los codos apoyados en el suelo (empuja).

Acción: Inspira llevando el aire a las costillas manteniendo la columna estirada, espira lentamente por la boca a la vez que contraes el suelo pélvico (llévalo hacia dentro de la cavidad abdominal) y poco a poco lleva el abdomen hacia dentro (hacia la columna) y hacia arriba (imagina una cremallera). Al mismo tiempo sube la pelvis. Una vez arriba, inspira y espira bajando (realizamos la misma activación).

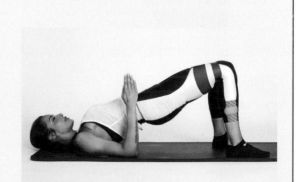

3. Oblicuos

Para ver este ejercicio, consulta la página 102.

4. Nadador

Postura inicial: Boca abajo, con las piernas estiradas y los brazos estirados hacia delante. Mantén el pubis pegado al suelo durante todo el ejercicio.
Acción: Inspira por la nariz llevando el aire hacia las costillas y espira por la boca manteniendo la columna estirada a la vez que contraes el suelo y el abdomen, subiendo el brazo derecho y la pierna izquierda. Inspira regresando y despegando del suelo la pierna derecha y el brazo izquierdo.

5. Psoas

Postura inicial: Deja una rodilla apoyada en el suelo mientras pasas la otra pierna hacia delante.
Acción: Desplaza el cuerpo hacia delante como un bloque mientras sueltas aire. Quédate hacia delante llevando una respiración fluida.

Para ver la postura inicial correcta, consulta el ejercicio en la página 22.

6. Cuadrado lumbar

Para ver este ejercicio, consulta la página 23.

7. Respiración sobre el tronco

Para ver este ejercicio, consulta la página 96.

8. Trabajo de hombros

Para ver este ejercicio, consulta la página 97.

9. Trabajo gran dorsal

Para ver este ejercicio, consulta la página 97.

10. Sentadilla

Para ver este ejercicio, consulta la página 98.

11. Elevación de brazos

Para ver este ejercicio, consulta la página 99.

12. Círculos con el brazo

Para ver este ejercicio, consulta la página 98.

SEMANAS 4-6 DESPUÉS DEL PARTO

Hipopresivos

En la página 133, donde hablamos sobre la diástasis abdominal, encontrarás las pautas respiratorias y posturales para la práctica de los ejercicios hipopresivos.

1. Hipopresivos tumbada

Postura inicial: Túmbate boca arriba, con las piernas separadas a la anchura de las caderas y los talones apoyados en el suelo (imagina que empujas una pared con los pies). Las palmas de las manos estarán mirando los muslos. Los codos flexionados (imagina que con ellos empujas paredes) y los hombros hacia abajo. Mantén la postura durante todo el ejercicio.

Acción:

1. Inspira por la nariz durante 2 segundos llevando el aire hacia las costillas, imagínate que quieres ensanchar la espalda. Espira por la boca lentamente durante 4 segundos intentando que las costillas no bajen de golpe.

2. Inspira por la nariz y mantén durante 2 segundos llevando el aire hacia las costillas, imagínate que quieres ensanchar la espalda. Espira por la boca lentamente durante 4 segundos intentando que las costillas no bajen de golpe.

3. Inspira por la nariz durante 2 segundos llevando el aire hacia las costillas, imagínate que quieres ensanchar la espalda. Espira por la boca lentamente soltando todo el aire, cuando ya no puedas más, deja de respirar.

4. Quédate en apnea y abre las costillas, mantente sin respirar de 5 a 10 segundos.

Repeticiones: 3 ciclos de respiraciones

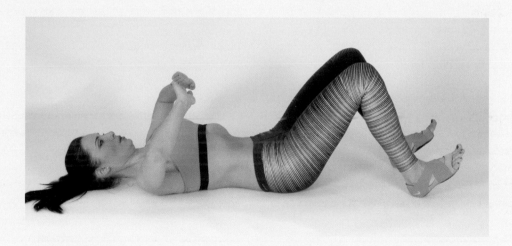

2. Hipopresivos en puente

Postura inicial: Túmbate boca arriba, con las piernas separadas a la anchura de la cadera y los talones apoyados en el suelo (imagina que empujas una pared con los pies). Los brazos colocados en el suelo detrás de la cabeza, las palmas de las manos estarán mirando hacia atrás. Los codos flexionados (imagina que con ellos empujas paredes) y los hombros hacia abajo. Mantén la postura durante todo el ejercicio.

Acción:

1. Inspira por la nariz durante 2 segundos llevando el aire hacia las costillas, imagínate que quieres ensanchar la espalda. Espira por la boca lentamente durante 4 segundos intentando que las costillas no bajen de golpe.

2. De nuevo, inspira por la nariz durante 2 segundos llevando el aire hacia las costillas, imagínate que quieres ensanchar la espalda. Espira por la boca lentamente durante 4 segundos intentando que las costillas no bajen de golpe.

3. Inspira por la nariz durante 2 segundos llevando el aire hacia las costillas, imagínate que quieres ensanchar la espalda. Espira por la boca lentamente soltando todo el aire, cuando ya no puedas más, deja de respirar.

4. Quédate en apnea y abre las costillas, sube con tu pelvis hacia arriba. Mantente sin respirar durante 5 a 10 segundos. Inspira por la nariz llevando el aire hacia las costillas y espira por la boca regresando al suelo.

Repeticiones: 3 ciclos de respiraciones

3. Hipopresivos en lateral

Postura inicial: Tumbada de lado, apoya tu cuerpo sobre el hueso de cadera. La pierna de abajo estará flexionada 90° mientras que la otra estará estirada. Ambas piernas se mantienen en tensión. El brazo de abajo está estirado y la cabeza reposa encima. El brazo de arriba pasa por encima de la cabeza, ambas manos permanecen superpuestas, manteniendo la sensación de empujar una pared con las palmas.

Acción: Lo mismo que el ejercicio anterior.

Repeticiones: El mismo ejercicio pero del otro lado.

Parto con cesárea

Aquí es importante trabajar sobre todo con la postura y la respiración. Tenemos que respetar el tiempo de cicatrización; por lo tanto, solo pondremos en práctica durante estas 6 semanas posparto ejercicios de movilizaciones y respiraciones.

SEMANAS 1-4 DESPUÉS DEL PARTO

1. Sentada respirando (en una silla o en un fitball)
Postura inicial: Sentada en una silla, con la columna estirada y las piernas separadas, con los pies apoyados en el suelo.

Acción: Inspira por la nariz manteniendo la columna estirada y llevando el aire hacia las costillas, espira por la boca contrayendo el suelo pélvico y el abdomen.

2. Trabajo de equilibrio sentada
Postura inicial: Sentada en una silla con la columna estirada y las piernas separadas, con los pies apoyados en el suelo.
Acción: Inspira por la nariz manteniendo la columna estirada y llevando el aire hacia las costillas, espira por la boca contrayendo el suelo pélvico y el abdomen, a la vez que despegas el pie del suelo lentamente.

3. Trabajo de movilización pélvica en la pelota
Postura inicial: Sentada en la pelota, con la columna estirada y las piernas separadas, con los pies apoyados en el suelo.

Acción: Haz que la pelvis bascule hacia delante y hacia atrás, traza también pequeños círculos.

4. Estiramiento cuadrado lumbar
Para ver este ejercicio, consulta la página 100.

SEMANA 3-4 DESPUÉS DEL PARTO
Ejercicios sobre el tronco
Las pautas posturales son las mismas que hemos indicado en el capítulo dedicado al embarazo.

1. Respiración sobre el tronco
Para ver este ejercicio, consulta la página 96.

2. Trabajo de hombros
Para ver este ejercicio, consulta la página 97.

3. Trabajo gran dorsal
Para ver este ejercicio, consulta la página 97.

POSPARTO TARDÍO (DE LOS 45 DÍAS A LOS 6 MESES)

Durante las 6 primeras semanas es habitual que se produzcan cuadros de incontinencia urinaria, dificultad para orinar, incontinencia de gases y heces; eso se debe, sobre todo, a la tracción que el sistema de sostén del suelo pélvico ha sufrido en el momento del parto. Estos cuadros suelen resolverse fisiológicamente; la fuerza muscular mejora en el período de cuarentena, pero el sistema fascial puede tardar una media de 5 a 6 meses en hacerlo. Aunque los cuadros de incontinencia suelen resolverse fisiológicamente, es de gran importancia que la mujer acuda a un fisioterapeuta especializado en suelo pélvico para una revisión de toda la estructura abdominal y pélvica.

¿Qué objetivos debemos trazar en esta fase?

- Favorecer la cicatrización de los tejidos lesionados.
- Evitar el estreñimiento.
- Favorecer la estabilidad de la pelvis y las lumbares.
- Favorecer la protección del suelo pélvico ante la hiperpresión. Mantener una buena higiene postural.
- Optar por ejercicios que favorezcan la reeducación postural y la tonificación del abdomen y de la pelvis.

¿Qué evitar en un posparto tardío?

Hay que resaltar la importancia de visitar al fisioterapeuta en este proceso, ya que el parto y el embarazo son momentos en los que se producen estiramientos de fascias, ligamentos y músculos, y sin duda el profesional de fisioterapia especializado en suelo pélvico será el más indicado en la rehabilitación del cuerpo tras un parto; ponte en manos de profesionales antes de la realización de cualquier ejercicio físico.

DIÁSTASIS ABDOMINAL

Dividiremos los abdominales en tres capas, empezando desde la más profunda hasta la más superficial. En la primera capa encontramos el transverso abdominal, más conocido como «faja abdominal». Esta musculatura parte de la espalda, se agarra a las vértebras y tapiza toda la cavidad abdominal. Tiene una gran superficie, pero sus fibras musculares no llegan a completar toda la circunferencia; cambian su naturaleza y se convierten en una estructura tendinosa por unirse con los otros abdominales formando la línea alba. La función principal del transverso abdominal es sostener las vísceras del abdomen, darnos estabilidad y equilibrar las presiones corporales, ya que forman parte de los músculos profundos del cuerpo junto con el diafragma y el suelo pélvico.

En la segunda capa encontramos los oblicuos, musculatura intermedia localizada entre el transverso abdominal y los rectos del abdomen. Hay dos musculaturas oblicuas, una mayor y otra menor. El oblicuo mayor va desde las costillas hacia la línea alba y los ilíacos; el oblicuo menor va desde los ilíacos hacia las costillas y la parte delantera del abdomen (línea alba). Entre el oblicuo menor por un lado y el mayor por el otro, dan la impresión de formar haces cruzados, aunque no hay que olvidar que en el medio se encuentra la mencionada zona sin músculo. La función de los oblicuos es darnos movimiento en el cuerpo.

En la última y tercera capa más superficial se localizan los rectos abdominales (la famosa tableta de chocolate), que se insertan en el esternón y las últimas costillas, y se dirigen hacia el pubis. Los rectos del abdomen unen los ligamentos abdominales y ofrecen al cuerpo una estabilidad en la fuerza y la tensión de los abdominales. Esta musculatura, junto con la de la espalda, también tiene como función mantenernos erguidos. Es el principal músculo responsable de la flexión del tronco y participa en la respiración, limitando la inspiración y favoreciendo la espiración.

¿CÓMO ESTÁN DISPUESTOS LOS MÚSCULOS ABDOMINALES EN LA LÍNEA ALBA?

La línea alba es una auténtica maraña de ligamentos donde se anclan todos los abdominales. Su disposición cambiará dependiendo de la zona en la que se encuentre. En la zona supraumbilical, el transverso abdominal se localiza de manera más profunda mientras que los rectos están de manera más superficial; luego, en la zona infraumbilical son los rectos abdominales los que se encuentran más profundos y el transverso más superficial. Esto es así para que no se produzca una diástasis, ya que una separación de los ligamentos a este nivel es más comprometedora para la estabilidad corporal y favorece dolores en la espalda, hinchazón abdominal y problemas de suelo pélvico.

DIÁSTASIS ABDOMINAL, ¡UN PROBLEMA MÁS ALLÁ DE LA ESTÉTICA!

La diástasis abdominal es la separación entre un recto abdominal (tableta de chocolate) y otro. Las mujeres son las que más la sufren, ya que el embarazo es la causa principal. La gravedad de la diástasis abdominal en el embarazo dependerá de factores como el tamaño de la barriga y los malos hábitos posturales.

La mujer debe ser consciente de que la prevención de la diástasis abdominal empieza en la gestación; durante este momento los ejercicios posturales, como los buenos hábitos posturales, son la clave para que la separación de los abdominales se mantenga dentro de los valores fisiológicos (2,5 cm de separación), lo que, a su vez, favorecerá la recuperación en el posparto.

La recuperación de la diástasis abdominal en el posparto tiene una gran importancia no solo a nivel estético, sino también de la salud. Esta afectación puede comprometer gravemente el bienestar físico y psicológico de las mujeres, ya que implica problemas como dolores en la espalda, abdominales, pélvicos, prolapsos genitales, incontinencias urinarias/fecales y malas digestiones. Todos estos problemas ocurren porque la diástasis abdominal produce una hipotonía (aflojamiento) abdominal debido a la disminución de la tensión en los ligamentos abdominales. Devolverles la tensión a estos ligamentos o mejorarla será el objetivo principal para mejorar todas estas afecciones.

¿CÓMO PODEMOS RECUPERARNOS DE LA DIÁSTASIS ABDOMINAL?

En el trabajo fisioterapéutico de la diástasis abdominal usamos varias técnicas para equilibrar la presión intraabdominal y devolver la tensión a los ligamentos abdominales localizados en la línea alba o mejorarla. La línea alba es un enmarañado de ligamentos a lo largo de los rectos del abdomen, formada por la membrana conjuntiva (aponeurosis) de los músculos transversos abdominal y oblicuos.

Es importante que tengamos en mente que la unión de los rectos abdominales no es lo más importante dentro de la rehabilitación, sino devolver la funcionalidad de la pared abdominal y mejorar la tensión de la línea alba con el fin de equilibrar las presiones abdominales y prevenir problemas de suelo pélvico, dolores en la espalda y dolores y hernias abdominales. Las técnicas de rehabilitación más usadas serían las siguientes:

1. Ejercicios posturales

La reeducación postural es la clave tanto para la rehabilitación como para la prevención de la diástasis abdominal. Cuando tenemos una buena postura nuestra musculatura abdominal se mantiene activa y proporciona una mayor tensión a los ligamentos abdominales, lo que dificulta su separación. Los ejercicios posturales buscan equilibrar las presiones del cuerpo y tonificar las zona abdominal y pélvica desde la reeducación de la postura.

2. Radiofrecuencia

La radiofrecuencia actúa sobre el tejido conjuntivo mejorando la diástasis abdominal a través del aumento de la temperatura, provocando un estímulo en las proteínas térmicas, favoreciendo así la difusión de nutrientes hacia la matriz extracelular, fomentado la síntesis de colágeno y elastina, y llevando una mayor tensión sobre los ligamentos abdominales con el fin de mejorar su separación.

3. Electroestimulación

La electroestimulación es una herramienta óptima asociada al ejercicio porque actuará sobre las fibras musculares del abdomen.

4. Técnicas relativas al comportamiento

Consisten en reeducar al cuerpo para que mantenga una buena postura a lo largo del día con el fin de conservar la tensión constante de la línea alba. La persona debe ser consciente de cómo sentarse, cómo tumbarse, cómo defecar o cómo cargar peso; todo eso ayudar a mantener la estabilización de los ligamentos del abdomen.

AUTOVALORACIÓN DE LA DIÁSTASIS ABDOMINAL

La detección de la diástasis abdominal es de gran importancia, pues ya hemos comentado que puede alterar nuestro bienestar físico. En el caso de que detectes cualquier separación en los músculos abdominales, acudir a un fisioterapeuta especialista en suelo pélvico sería lo más prudente.

1. Túmbate boca arriba, deja las piernas dobladas y separadas a la anchura de la cadera.
2. Sube con el tronco despegando el cuello y las escápulas (omóplatos) del suelo.
3. Con los dedos colocados verticalmente, comprueba si hay un hueco entre los abdominales (por encima y por debajo del ombligo).
4. En caso de que hayas encontrado un hueco, es importante que sepas qué anchura tiene; pon los dedos en horizontal para medirlo.

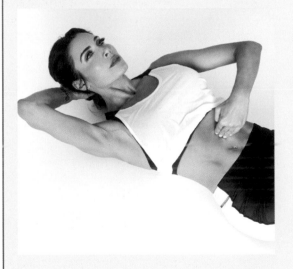
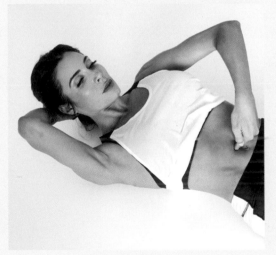

Los criterios para el diagnóstico de DRA no son siempre los mismos. En este libro tomaremos como referencia el estudio realizado por Beer en el año 2009, en el que sugiere que en mujeres nulíparas (las que todavía no han dado a luz ningún hijo) la línea alba podría considerarse «normal» cuando el ancho es inferior a 1,5 cm a nivel del esternón; de 2,2 a 3 cm por encima del ombligo, y de 0,6 a 2 cm por debajo del ombligo. Por mi experiencia clínica puedo deciros que la profundidad quizá sea más relevante que la medición entre los centímetros de ancho entre un recto abdominal y otro. Cuanto más profunda sea una diástasis, mayor será la debilidad del tejido conjuntivo.

EJERCICIOS QUE TE AYUDARÁN A MEJORAR LA DIÁSTASIS

Dividiremos los ejercicios en dos partes. En la primera nos centraremos en la reeducación postural para el equilibrio de presiones del cuerpo y usaremos las técnicas hipopresivas. La segunda parte tendrá como foco la unión de la diástasis y la tonificación abdominal, para lo que utilizaremos ejercicios del método FisioFit Mujer.

Fase 1
Hipopresivos

Hoy en día los hipopresivos van ocupando un espacio privilegiado dentro de los ejercicios terapéuticos debido al abanico de beneficios que aportan. Esta técnica surge como una nueva propuesta de entrenamiento de recuperación posparto con la que su creador, Marcel Caufriez, buscó un ejercicio holístico que trabajara la postura, la región lumbopélvica y el abdomen, sin provocar efectos negativos sobre la musculatura del suelo pélvico.

Pero ¿qué son los hipopresivos?

Los hipopresivos son ejercicios terapéuticos que trabajan la postura, la respiración y la región lumbopélvica. Ayudan a equilibrar las presiones corporales a partir de la postura y de la respiración, y consiguen una mejoría en los cuadros de prolapsos genitales, incontinencias y mejora en la tonicidad abdominal/perineal.

¿Cuáles son los efectos de hipopresivos sobre nuestro cuerpo?

Como he comentado antes, los hipopresivos mezclan técnicas posturales y respiratorias que, unidas, nos aportan miles de beneficios. La respiración hipopresiva no es ninguna novedad y tiene como inspiración una técnica milenaria del yoga llamada «Uddyana Banhda». Esta respiración moviliza el diafragma, lo que favorecerá el drenaje linfático y la movilización de las vísceras abdominales y pélvicas. Sus beneficios son evidentes:

- mejora la digestión
- descongestiona el hígado
- facilita el funcionamiento intestinal
- mejora la circulación linfática abdominal/pélvica

El trabajo postural que ofrece esta técnica es tanto o más importante que su trabajo respiratorio, porque si una persona ejecuta solamente la técnica de respiración, en realidad no estaría practicado los hipopresivos, ya que uno de sus principales objetivos es la reeducación de la postura. A través de esta reeducación, el tono de toda la musculatura del cuerpo tiende a normalizarse, lo que favorece el equilibrio de las presiones corporales y la armonía sobre los vectores de fuerza del cuerpo.

**Contraindicaciones para la práctica
de los ejercicios hipopresivos**
Las técnicas hipopresivas están indicadas para cualquier persona, salvo en los siguientes casos:

• Embarazos
• Problemas articulares
• Problemas cardíacos

PREPARACIÓN PARA EL ENTRENAMIENTO

1. Masaje en el diafragma
Para ver este ejercicio, consulta la página 22.

2. Respiración
En cada postura trabajaremos con 3 ciclos de respiración. Un ciclo respiratorio sería:

1. Inspira por la nariz durante 2 segundos llevando el aire hacia las costillas; imagínate que quieres ensanchar la espalda. Espira por la boca lentamente durante 4 segundos, intentando que las costillas no bajen de golpe.
2. Inspira por la nariz durante 2 segundos llevando el aire hacia las costillas, imagínate que quieres ensanchar la espalda. Espira por la boca lentamente, soltando todo el aire, y cuando ya no puedas más deja de respirar.
3. Quédate en apnea y abre las costillas; mantente sin respirar de 5 a 10 segundos.

¿Cómo abrir la costilla?
Imagina que estás nadando en una piscina y quieres subir a la superficie para coger aire, pero cuando llegas arriba se ha terminado el oxígeno; entonces harás la acción de inspirar, pero no entrará aire en tus pulmones. En el caso de que no te haya quedado claro, prueba a hacerlo de esta manera: en la última espiración suelta todo el aire e imagina que el momento en que vas coger el aire una persona te tapa la nariz y la boca, entonces harás la acción de coger el aire sin aire.

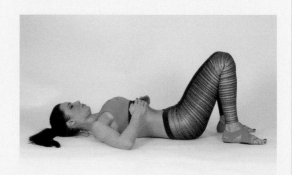

Pautas posturales

1. Estiramiento de la columna

Queremos que imagines que tienes un libro en la cabeza y que debes mantener la columna lo más estirada que puedas para que el libro no se caiga, o que quieres tocar el techo con la coronilla, sin elevar el mentón y con la mirada fija hacia delante.

Debes tener la sensación de que creces en todas las posturas en las que ejecutes hipopresivos.

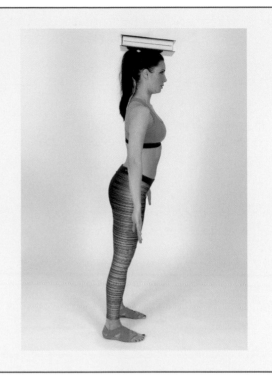

2. Activación de la cintura escapular

Para la activación de la cintura escapular es importante que mantengas siempre la sensación de que los hombros tiran hacia abajo y a los lados; los brazos estarán tensionados.

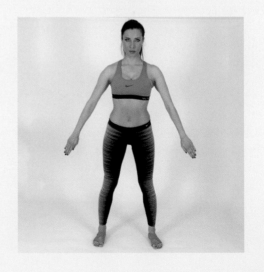

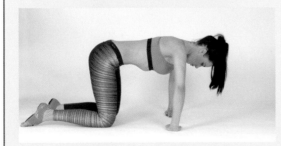

3. Inclinación del cuerpo hacia delante

Después de que hayas alineado todo el cuerpo, si te tocas el abdomen lo notarás más duro. Ahora inclina el cuerpo hacia delante; imagina que eres un bloque y vas con todo el cuerpo hacia delante.

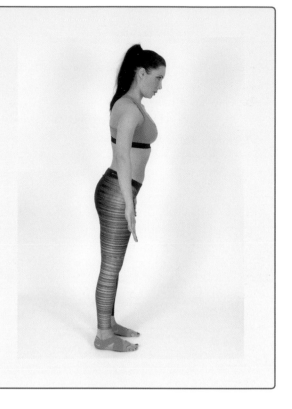

Entrenamiento de hipopresivos para la diástasis
Las posturas seleccionadas están basadas en mi experiencia clínica sobre las alteraciones posturales principales en las mujeres en el período del posparto. Estarás 6 semanas con este entrenamiento antes de pasar a la fase siguiente.

1. Hipopresivos tumbada

Para ver este ejercicio, consulta la página 154.

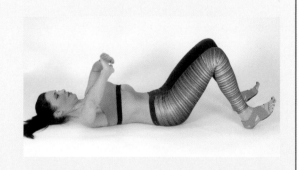

2. Hipopresivos zona oblicua

Postura inicial: Sigue tumbada dejando un talón en el suelo y pon la otra pierna sobre la de apoyo. La pierna que está arriba empuja la pierna de abajo hacia dentro y esta tiene que ofrecer resistencia. El brazo contrario a la pierna está arriba y empuja la pierna hacia fuera.

Acción: Repite la misma acción del ejercicio 1.

Repeticiones: 3 ciclos de respiración.

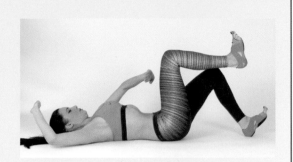

3. Hipopresivos para estiramientos de isquios

Postura inicial: Sigue tumbada dejando un talón en el suelo y estira la otra pierna hacia el techo; no estires por completo la rodilla porque la llevamos hacia el pecho, manteniendo la sensación de que sujetas el techo con el pie. El brazo contrario estará en el muslo y empujará la pierna, que opondrá resistencia mientras el otro permanece hacia atrás de la cabeza.

Acción: Lo mismo que en el ejercicio anterior.

Repetir el ejercicio con la otra pierna.

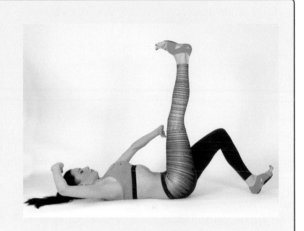

4. Hipopresivos en cuadrupedia

Postura inicial: Con las rodillas apoyadas en el suelo y las piernas separadas a la anchura de la cadera, los dedos de los pies estarán apoyados en el suelo y las plantas en tensión hacia atrás. Los brazos apoyados en el suelo y los codos separados, alineados con las orejas. Apoya la frente en las manos manteniendo el doble mentón. Ten la sensación en todo el ejercicio de que empujas paredes con los codos y la cabeza.

Acción: Lo mismo que en el ejercicio anterior.

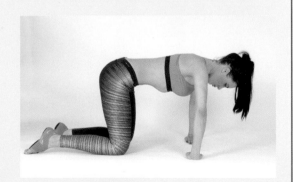

5. Hipopresivos de pie

Postura inicial: De pie, con las piernas separadas a la anchura de la cadera, las rodillas semiflexionadas, mantén la columna totalmente estirada como si quisieras tocar el techo con la coronilla. Los hombros estarán bajos y los brazos lejos del cuerpo, con los codos flexionados (imagina que empujas las paredes). Por último, inclina el cuerpo hacia delante.

Acción: Lo mismo que en el ejercicio anterior.

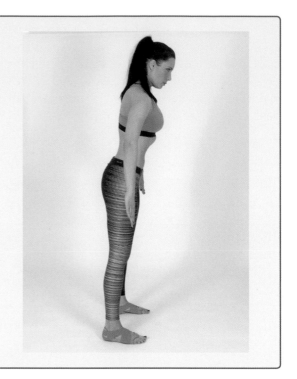

6. Hipopresivos de pie en asimetría

Postura inicial: De pie, con las piernas separadas a la anchura de la cadera, pasamos una pierna hacia delante y dejamos la otra hacia detrás. Inclina el cuerpo hacia delante para mantener una línea que sale del tobillo de la pierna que está detrás hasta la nuca.

Acción: Lo mismo que en el ejercicio anterior.

Fase 2
Entrenamiento abdominal FisioFit Mujer

En estos entrenamientos seguiremos tomando como referencia la reeducación postural, pero ahora podremos un foco especial en la tonificación y el fortalecimiento abdominal para un cierre o mejora de la diástasis. El trabajo abdominal que proponemos está asociado a una correcta respiración y una óptima colocación de la columna y la pelvis para evitar aumentos de presión hacia la región pélvica.

Aprender una correcta respiración
para los ejercicios

La protección de la zona abdominal y pélvica dependerá de una correcta respiración y un buen posicionamiento de la columna.

Para que entiendas cómo funciona la correcta activación de la musculatura abdominal y pélvica, imagínate un tubo de pasta de dientes: si apretamos en el centro, parte de la pasta va hacia arriba y la otra parte hacia abajo, pero si empezamos apretar desde abajo, toda la pasta irá hacia arriba. Si se produce un estrechamiento abdominal sin contracción previa del suelo pélvico, nos encontramos con el esquema del tubo dentífrico mal utilizado; es lo que ocurre en el vómito, el estornudo, la defecación y el parto reflejo: en estos casos hay una contracción refleja del transverso y los oblicuos en la que el suelo pélvico queda particularmente distendido. Para contraer de forma correcta el suelo pélvico y el abdomen, la activación debe empezar en la musculatura pélvica después de la faja abdominal.

Respiración

Postura inicial: Tumbada boca arriba, con las piernas separadas a la anchura de las caderas y los pies apoyados en el suelo. Columna estirada y hombros lejos de las orejas.

Acción: Con las manos en las costillas para sentir el movimiento, inspira por la nariz llevando el aire hacia las costillas (observa cómo van hacia fuera) y espira por la boca lentamente a la vez que empiezas a contraer el suelo pélvico, seguido de la parte baja del abdomen. Imagina que vas cerrado una cremallera. Es importante resaltar que durante la espiración la columna deberá estirarse.

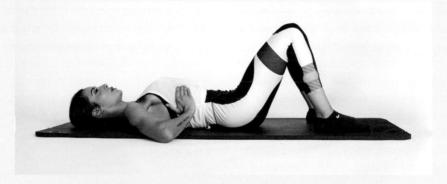

La importancia de la pelvis en neutro

De nada vale hacer miles de contracciones y relajaciones del suelo pélvico si a lo largo del día nuestra pelvis no está en neutro. La buena colocación de la pelvis será la clave para tener un perineo sano.

Para ver cómo poner la pelvis en neutro consulta las indicaciones en la página 28.

Tabla 2: 3 semanas
Necesitaremos una goma elástica y una pelota de fitball.

1. Sentada en la pelota
Para ver este ejercicio, consulta la página 124.

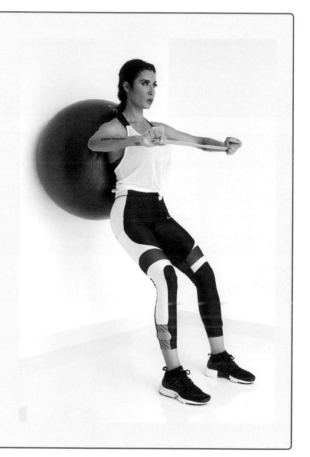

2. Trabajo abdominal de pie
Postura inicial: De pie con la pelota entre la zona lumbar y la pared. Mantén la sensación de que estás sentada en una silla alta. Sujeta el elástico en las manos, con las palmas de las manos mirando hacia fuera y los codos flexionados.
Acción: Inspira por la nariz llevando el aire la costilla y espira por la boca manteniendo la postura y empujando la pelota hacia atrás a la vez que tiras del elástico. Acuérdate de contraer el suelo pélvico y la zona abdominal a la vez que espiras.

3. Puente
Para ver este ejercicio, consulta la página 124.

4. Abdominal con los pies sobre la pelota

Postura inicial: Tumbada boca arriba, piernas separadas a la anchura de la cadera con los talones apoyados en la pelota. Columna lo más estirada que puedas, imagina que empujas una pared con la cabeza. Mantén la cabeza apoyada en las manos y los codos estarán más o menos alineados con el hombro.

Acción: Siente como si quisieras tocar con la coronilla una pared que se encuentra detrás tuyo, a la vez que empujas con la cabeza las manos. Inspira por la nariz llevando el aire a las costillas y espira lentamente por la boca, contrayendo el suelo pélvico y la musculatura abdominal a la vez que despegas la cabeza y hombros del suelo.

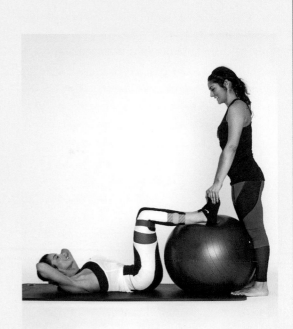

Importante: Hay que mantener la columna estirada, y que solamente suba la cabeza y los hombros cuando ya hayas activado el suelo pélvico y el abdomen.

En la última repetición, quédate arriba respirando y muy activa.

143

5. Oblicuos de rodilla

Postura inicial: Atamos el elástico a una puerta; de rodillas, pasamos una pierna hacia delante y cogemos el elástico con las dos manos. La columna estará lo más estirada posible y los hombros hacia abajo.

Acción: Inspira por la nariz llevando el aire hacia las costillas y espira por la boca realizando la activación del suelo pélvico y el abdomen, a la vez que tiras del elástico hacia la pierna que está delante. Busca girar el mínimo posible el tronco, trabajaremos sobre todo con la resistencia.

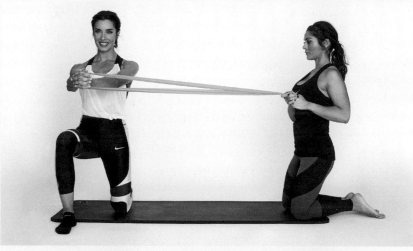

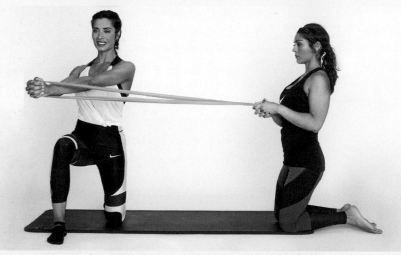

Tabla 3: 3 semanas

Para esta tabla necesitaremos una goma elástica.

Importante: Para esta fase es necesario que tengas ya un buen control de la zona abdominal y pélvica. Evita hacer que la pelvis bascule y trata de mantenerla en neutro.

---

1. Abdominal

Postura inicial: Tumbada boca arriba, con las piernas separadas a la anchura de la cadera. Columna lo más estirada que puedas, imagina que empujas una pared con la cabeza. Mantén la cabeza apoyada en las manos y los codos estarán más o menos alineados con el hombro.

Acción: Mantén siempre la sensación de querer tocar con la coronilla una pared que se encuentra detrás de ti, a la vez que empujas con la cabeza las manos. Inspira por la nariz llevando el aire a las costillas y espira lentamente por la boca contrayendo el suelo pélvico y la musculatura abdominal, a la vez que despegas la cabeza y los hombros del suelo.

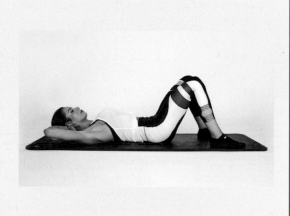

Importante: Hay que mantener la columna estirada y que solo suban la cabeza y los hombros cuando ya hayas activado el suelo pélvico y el abdomen.

En la última repetición mantén arriba 10 respiraciones.

2. Abdominal inferior

Postura inicial: Tumbada boca arriba, con las piernas separadas a la anchura de la cadera. Columna lo más estirada que puedas, imagina que empujas una pared con la cabeza. Deja los brazos separados del cuerpo manteniendo el hombro y el codo alineados. Sujeta el elástico, los codos pueden estar apoyados en el suelo.

Acción: Durante todo el ejercicio hay que mantener el elástico en tensión. Inspira por la nariz llevando el aire hacia las costillas y espira lentamente por la boca activando el suelo pélvico y el abdomen a la vez que subes una pierna en dirección a al pecho; es importante que mantengas la sesión de resistencia en la pierna para que la musculatura abdominal trabaje.

Hacemos 10 repeticiones con una pierna y luego trabajamos con la otra.

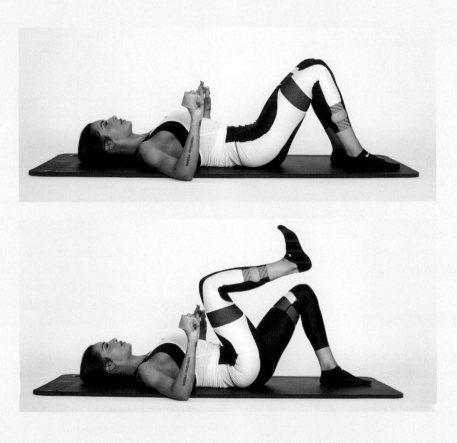

3. Oblicuos de rodilla

Para ver este ejercicio, consulta la página 144.

4. Sentadillas isométricas en la pared

Postura inicial: Mantén la columna estirada y apoyada en la pared. Las piernas separadas a la anchura de la cadera.

Acción: Baja hasta que mantengas un ángulo de 90° de cadera y columna. Mantén la postura durante 10 respiraciones. Inspira por la nariz llevando el aire a la costilla y espira por la boca activando el suelo pélvico y el abdomen.

Importante: Mantén la columna siempre estirada.

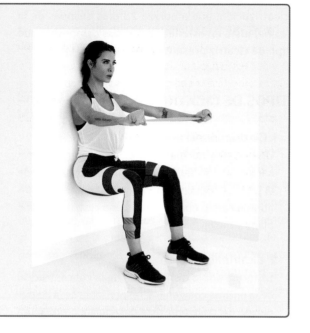

Higiene postural

La higiene postural es un factor muy importante dentro de la prevención y recuperación de una diástasis abdominal. Cuanto más estirada mantengamos la columna a lo largo del día, mejor será para la línea alba, ya que los abdominales estarán más activos y las presiones intraabdominales más equilibradas, lo que facilitará la estabilidad de los ligamentos.

CURAR LAS CICATRICES

Una alteración de la integridad del tejido provoca una cicatriz; se considera una respuesta fisiológica normal del organismo. De forma general, pueden clasificarse en normotróficas, atróficas, hipertróficas y queloides.

Tras la lesión en el tejido, el proceso fisiológico de cicatrización comienza a actuar siguiendo estas fases: inflamación, proliferación, remodelación y cicatrización.

La primera fase del proceso de cicatrización (fase inflamatoria) se inicia en el mismo momento en que ocurre la lesión y puede llegar a durar hasta 8 días. Durante este tiempo se activarán la coagulación sanguínea y la liberación de las proteínas del sistema inmune que protegerán la herida. La mayoría de las veces, pasadas entre 48 y 72 horas después de la lesión empieza la segunda fase del proceso de cicatrización, la proliferación. Esta fase durará una media de 3 a 6 semanas y se caracteriza por un reclutamiento local de fibroblastos que promoverá la formación de un tejido de soporte reparativo, la matriz extracelular. Se compone de procolágeno, elastina, proteoglicanos y ácido hialurónico, que forman una estructura de sostén que ayudará a cerrar la herida. En la tercera fase, la de maduración/remodelación, los fibroblastos dejan de actuar, ya que la producción de colágeno ya no es necesaria, y en el caso de que esta siguiera podríamos acabar con una cicatriz hipertrófica o queloide. Por último, en la cuarta se produce la

- Pasados 28 días puedes empezar con un ligero masaje perineal con cremas o aceites que contenga vitamina E, C, A y ácido hialurónico.
- Bebe bastante agua.

CESÁREAS, *TIPS* PARA CUIDAR TU CICATRIZ

Es muy importante que, tras la cesárea, la mamá guarde reposo relativo; digo relativo porque es importante tras cualquier cirugía caminar, pero debemos evitar cargar peso, hacer esfuerzos, tareas domésticas, conducir, subir y bajar escaleras. Todos estos cuidados ayudarán a la mujer en la recuperación de la cesárea y facilitarán la cicatrización.

Preparación antes de la cesárea

Sin te van a practicar una cesárea programada, algunas medidas ayudarán a una mejor cicatrización de la incisión. Conviene que prepares la zona aplicándote a diario una buena crema de hidratación que contenga componentes como ácido hialurónico, vitamina A y vitamina C. Cuida tu alimentación tomando alimentos ricos en proteínas y vitaminas A, E, C y zinc, y no te olvides de beber bastante agua. Los drenajes linfáticos también ayudan a mejorar y preparan el tejido para la operación.

Primeros días, aún con puntos

- Lava la cicatriz con agua y jabón (de preferencia de pH neutro). Seca bien la cicatriz dando pequeños toques, sin arrastrar.
- Haz uso de esparadrapo hipoalergénico: ayudará a mantener la cicatriz hidratada.
- Cuida la postura, evita estar curvada.
- Bebe bastante agua.

Cuidados después de quitar los puntos

- Las láminas o cremas de silicona son una opción ideal para prevenir las cicatrices hipertróficas; junto a ella podemos usar cremas a base de extracto de cebolla.
- Mantén una buena postura.
- Practica ejercicios de estiramientos y respiración (echa un vistazo a los ejercicios de posparto inmediato).

Ejercicios respiratorios y de estiramientos poscesárea

El trabajo respiratorio tras una cirugía es superimportante, pues ayudará a drenar el edema que se forma.

EJERCICIOS PARA LA PRIMERA SEMANA

Tumbada respirando

Postura inicial: Tumbada, mantén la columna lo más estirada que puedas. Hombros lejos de las orejas, pelvis en neutro, piernas flexionadas y separadas a la anchura de la cadera.

Acción: Inspira por la nariz llevando el aire a las costillas y espira lentamente por la boca intentando que las costillas no se cierren. Estira la columna durante la espiración.

Sentada respirando

Postura inicial: Sentada, mantén la columna lo más estirada posible, los pies apoyados en el suelo.

Acción: Inspira por la nariz llevando el aire a las costillas y espira lentamente por la boca intentando que las costillas no se cierren. Estira la columna durante la espiración.

EJERCICIOS PARA DESPUÉS DE LA SEGUNDA SEMANA

Estiramiento cuadrado lumbar

Postura inicial: Sentada, mantén la columna lo más estirada posible, los pies apoyados en el suelo.

Acción: Deja un brazo estirado hacia el techo, inspira por la nariz llevando el aire a las costillas y estira toda la columna; espira lentamente por la boca intentando que las costillas no se cierren (estira la columna durante la espiración) a la vez que estiras el cuerpo hacia el lateral y hacia el techo. Inspira mientras regresas al centro.

Basculación pélvica

Postura inicial: Sentada, mantén la columna lo más estirada posible, los pies apoyados en el suelo.

Acción: Mantén una respiración fluida y haz bascular la pelvis hacia delante y hacia atrás.

APARATOS PARA MEJORAR TU CICATRIZ

Radiofrecuencia/tecaterapia

Dependiendo del tipo de cicatriz que tengas, podríamos usar la radiofrecuencia para aumentar el aporte de colágeno, en caso de que se trate de una cicatriz atrófica, o para disminuir la producción cuando hablamos de una cicatriz hipertrófica o adherida.

Fotobiomodulación (láser de baja intensidad)

Provoca un estímulo en la bomba de sodio y potasio, lo que aumenta la permeabilidad de la membrana y favorece la hidratación y la nutrición del tejido.

PREVENIR POSIBLES PROBLEMAS

INCONTINENCIA URINARIA

¿Se te escapan gotitas de orina de vez en cuando? ¿Crees que es normal? Siento informarte de que estos escapes de orina, por ligeros que sean, no son normales; es importante que estés atenta, ya que tu suelo pélvico puede estar avisándote de que no se encuentra bien y de que estas pequeñas gotitas que se te escapan cuando estornudas, toses o en una carcajada pueden, a lo largo del tiempo, convertirse en escapes de orina más serios y terminar por comprometer tu bienestar físico y mental.

Según la Sociedad Internacional de la Continencia (SIC), la incontinencia es «cualquier pérdida de orina involuntaria», una molestia muy habitual en mujeres mayores de cincuenta años debido a la caída del estrógeno en el período de la menopausia, lo que provoca debilidad en las fascias y los músculos. La incontinencia urinaria después del parto revela que el alumbramiento tiene mucho que ver en su aparición, pero también

contribuyen otros factores, como el estreñimiento, los deportes de impacto o la pérdida de la estabilidad lumbopélvica. También podrían provocarla el uso de instrumental, las episiotomías, los desgarros producidos en el parto, etc.

La probabilidad de sufrir incontinencia urinaria aumenta según los hábitos de vida que haya mantenido la mujer a lo largo de los años: el tipo de parto, el estreñimiento, la mala práctica de ejercicio, entre otros factores, determinarán si tiene una mayor probabilidad de presentar disfunciones del suelo pélvico.

Hay muchos tipos de incontinencia urinaria, destacamos aquí los dos más habituales:

1. Incontinencia urinaria de esfuerzo (IUE)
   La IUE se produce normalmente cuando hay una lesión o alteración en las estructuras responsables del posicionamiento del cuello vesical, el suelo pélvico o la vascularización de la mucosa de la uretra. Se define como la pérdida de la orina cuando se hace un esfuerzo. Ocurre sobre todo por dos motivos: la hipermovilidad del cuello vesical, por un lado, y la deficiencia esfinteriana de la uretra, por otro.
2. Incontinencia urinaria de urgencia (IUU)
   La IUU se define por pérdida de orina involuntaria, agravada por ganas repentinas de orinar. Es la segunda causa más común de incontinencia urinaria y está asociada al síndrome de vejiga nerviosa. El impacto psicológico y social de la IUU supera los encontrados en las pacientes con IUE.

¿Cómo trata la fisioterapia los casos de incontinencias urinarias?

El tratamiento conservador será el primero que empezaremos en la mayoría de los casos. Entre los tratamientos conservadores la fisioterapia viene ganando terreno, ya que se trata de un método no invasivo, seguro y con efectos colaterales mínimos. El trabajo fisioterapéutico consiste en técnicas que actúen directamente en la rehabilitación de la musculatura y las fascias del suelo pélvico, y en la reeducación postural. Dentro de la rehabilitación del suelo pélvico, nosotros, los fisioterapeutas, hacemos uso de un abanico de técnicas, como la cinesioterapia (ejercicios terapéuticos), electroterapia, biofeedback, radiofrecuencias, fotobiomodulación y terapia manual.

Pequeños trucos que te ayudarán a controlar la incontinencia

Aprende a toser
Los cuidados con el suelo pélvico van más allá de los ejercicios; este conjunto muscular a lo largo del día está expuesto a aumentos de presión que, con el paso de los años, podrían provocar una debilidad en las fibras musculares. La tos, por ejemplo, es una acción que genera un aumento de la presión hacia el suelo pélvico y muchas veces suele provocar el escape de la orina o la bajada de las vísceras pélvicas (en el caso de que la mujer ya tenga prolapsos).

Siguiendo la lógica de que cuando mantenemos la columna estirada los vectores de fuerza del cuerpo permanecen equilibrados y disminuye la presión hacia la musculatura del suelo pélvico, te propongo que, a partir de hoy, empieces a toser de esta manera:

1. Cuando te entren ganas de toser estira la columna.
2. Contrae el suelo pélvico.
3. Gira la cabeza.

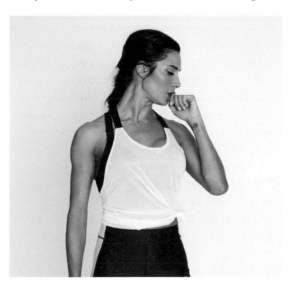

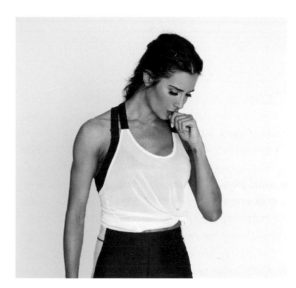

Suelta el aire cuando hagas un esfuerzo
Retener el aire durante los esfuerzos es un gran error que cometemos, ya que aumentamos la presión intraabdominal y repercute en el suelo pélvico, favoreciendo su distensión y la presión uretral, con lo cual aumenta el riesgo de incontinencias urinarias o prolapsos genitales.

Mantén la columna estirada cuando tengas que agacharte
Cuando mantenemos la columna estirada, los vectores de presión de nuestro cuerpo permanecen equilibrados. Emplea siempre las piernas, o sea, agáchate y recoge lo que tengas que recoger.

EJERCICIOS QUE AYUDAN CON LA INCONTINENCIA

Te propongo dos tipos de entrenamiento: el primero será para la musculatura del suelo pélvico; con él trabajaremos la fuerza (fibras musculares tipo II).

En el segundo entrenamiento trabajaremos con las técnicas hipopresivas con el fin de mejorar el tono postural, abdominal y del suelo pélvico.

Ejercicios de Kegel

1. Localiza tu suelo pélvico
Postura inicial: Sentada sobre los isquiones y manteniendo la columna estirada, enrolla una toalla y póntela entre las piernas (estarás sentada encima de la toalla).
Acción: Para contraer el suelo pélvico me gustaría que imaginaras que cortas un chorro de pis y luego, para relajarlo, imagina que vuelves a hacer pis. La contracción del suelo pélvico siempre se produce de manera ascendente. Intenta que la contracción sea en la vagina y no en el abdomen; sí que tienes que notar que la zona inferior del abdomen se activa, ya que está conectada con el suelo pélvico.

2. Ejercicio de suelo pélvico tumbada
Postura inicial: Tumbada, con los pies apoyados en el suelo y la columna estirada.
Acción: No necesitas hacer una contracción máxima; me gustaría que contrajeras solo la musculatura vaginal. Para marcar el tiempo del ejercicio, usaremos un cronómetro y dedicaremos 3 minutos al ejercicio; en él vamos a contraer y mantener la contracción del suelo pélvico durante 5 segundos y relajaremos durante 10 segundos.

3. Ejercicio de suelo pélvico sentada
Postura inicial: Sentada en una silla, con la columna estirada y con la pelvis en neutro (sentada sobre los isquiones).
Acción: No necesitas hacer una contracción máxima; me gustaría que contrajeras solo la musculatura vaginal. Para marcar el tiempo del ejercicio usaremos un cronómetro y dedicaremos 3 minutos al ejercicio, en él vamos a contraer y mantener la contracción del suelo pélvico durante 5 segundos y relajaremos durante 10 segundos.

Ejercicios hipopresivos

Os propongo un entrenamiento que ayudará a equilibrar las presiones del cuerpo. Antes de empezar, mira las pautas de respiración y postura en el apartado dedicado a la diástasis.

1. Hipopresivos puente
Para ver este ejercicio, consulta la página 127.

---

2. Hipopresivos lateral
Postura inicial: Tumbada de lado, apoya el cuerpo sobre el hueso de la cadera. La pierna de abajo estará a 90° mientras que la otra estará estirada. Ambas piernas se mantienen en tensión. El brazo de abajo estará estirado y la cabeza reposada en el suelo. El brazo de arriba pasa por encima de la cabeza, ambas manos permanecen sobrepuestas manteniendo la sensación de empujar una pared con las palmas.

Acción:
1. Inspira por la nariz durante 2 segundos llevando el aire hacia las costillas, imagínate que quieres ensanchar la espalda. Espira por la boca lentamente durante 4 segundos intentando que las costillas no bajen de golpe.
2. Inspira por la nariz durante 2 segundos llevando el aire hacia las costillas, imagínate que quieres ensanchar la espalda. Espira por la boca lentamente durante 4 segundos intentando que las costillas no bajen de golpe.
3. Inspira por la nariz durante 2 segundos llevando el aire hacia las costillas, imagínate que quieres ensanchar la espalda. Espira por la boca lentamente soltando todo el aire; cuando ya no puedas más, deja de respirar.
4. Quédate en apnea y abre las costillas; mantente sin respirar de 5 a 10 segundos.

Repetir del otro lado.

---

3. Hipopresivos de pie
Para ver este ejercicio, consulta la página 138.

4. Hipopresivos con apoyo sobre las piernas
Postura inicial: Con los pies apoyados en el suelo y las piernas estiradas manteniendo una ligera flexión de rodilla, las manos apoyadas en los muslos, los brazos estarán abiertos y los codos flexionados. Debes mantener la columna estirada todo lo que puedas, imagina que empujas una pared con la cabeza y otra con el glúteo.
Acción: Repite la misma acción del ejercicio anterior.

5. Hipopresivos con apoyo sobre las piernas y estiramiento de la columna
Postura inicial: Con los pies apoyados en el suelo y las piernas estiradas manteniendo una ligera flexión de rodilla, las manos estarán apoyadas en los muslos, los brazos abiertos y los codos flexionados. Debes mantener el empuje del glúteo hacia atrás y hacia arriba; mira hacia dentro tratando de estirar la columna: imagina que tienes una pelota entre el pecho y el ombligo.
Acción: Repite la misma acción del ejercicio anterior.

Aparte de estos entrenamientos sugiero que practiques los ejercicios propioceptivos (método 5 P) propuestos en el capítulo del embarazo.

PROLAPSO GENITAL

¿Has notado un bulto en la vagina? ¿Sufres dolores en las lumbares? ¿Sensación de pesadez vaginal al final del día? Si es así, puede que tengas un prolapso genital.

Pero ¿qué es el prolapso genital? El prolapso genital es la exteriorización de los órganos pélvicos femeninos a través de la vagina, que incluye la vejiga, el útero, el fondo vaginal, el recto y el intestino delgado y grueso. Los prolapsos genitales son muy habituales, pueden llegar a sufrirlos hasta un 50 % de las mujeres que han parido, y se estima que por lo menos un 10 % de las mujeres se someterán a un procedimiento quirúrgico para la corrección de prolapsos en algún período de su vida.

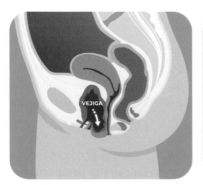

1. PROLAPSO ANTERIOR: DESCENSO DE LA URETRA Y/O DE LA VEJIGA

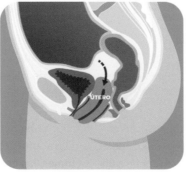

2. PROLAPSO APICAL: DESCENSO DEL ÚTERO O DE LA CÚPULA VAGINAL

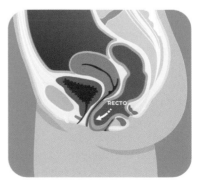

3. PROLAPSO POSTERIOR: EL INTESTINO DESCIENDE COMPRIMIENDO LA VAGINA

¿Cuáles son los factores de riesgo para sufrir un prolapso?

Las causas de un prolapso son variadas, pero destacaremos los embarazos, los partos, la menopausia, las malas posturas, el estreñimiento, la tos crónica o la práctica excesiva de ejercicios de impacto.

¿Cómo pueden desencadenar un prolapso la postura y el estreñimiento?

El cuidado con la postura y el estreñimiento son claves para la estabilización y la prevención de los prolapsos genitales. Cuando mantenemos una buena postura favorecemos que la pelvis permanezca en neutro y así la fuerza se dirige a los puntos correctos de amortiguación de la pelvis, que son el núcleo fibroso del perineo, el sacro y la musculatura pélvica trocantérica. De esa manera prevenimos que los órganos pélvicos desciendan, ya que evitamos el aumento de carga hacia el suelo pélvico.

Para aprender cómo poner la pelvis en neutro, consulta la página 28.

El estreñimiento es uno de los factores de riesgo para la zona del suelo pélvico y quizá una de causas de prolapso en mujeres que nunca fueron madres. Debido a la fuerza que ejercemos y a la mala postura en la que nos sentamos normalmente en el váter, favorecemos el aumento de la presión dentro del abdomen, que llevará a una sobrecarga sobre la región del suelo pélvico.

¿Por qué los ejercicios de impacto pueden llevar al prolapso o empeorarlo?

Cuando practicamos ejercicio de impacto, en el momento en el que el pie choca contra el suelo, nuestras articulaciones y el suelo pélvico se exponen a un fuerte impacto. De cara al suelo pélvico, el impacto recibido provoca pequeños daños en las fibras musculares que, con el pasar de los años, podrían ser la causa de pérdida de orina o prolapsos genitales, y en el caso de que la mujer tenga un prolapso, este podría empeorar.

Consejos para prevenir el prolapso:
- Practica ejercicios hipopresivos antes y después de la actividad de impacto (consulta los ejercicios hipopresivos descritos en el apartado de incontinencia urinaria en la página 35).
- Estira la musculatura del cuadrado lumbar, el psoas y el diafragma.

Consulta el capítulo 1 sobre suelo pélvico y *core* en las páginas 20-24, donde te enseñamos cómo estirar esta musculatura.

- Mantén la postura.
- En caso de realizar actividades como el running, evita practicarlas en superficies duras como el asfalto, opta por los parques y evita las cuestas.
- Haz uso de dispositivos que ayuden a amortiguar las presiones hacia el suelo pélvico, como es el caso del paraguas vaginal.

Si sufres un prolapso, es aconsejable que busques ayuda antes de hacer ejercicios de impacto. Hay dos tipos de tratamiento para los prolapsos genitales, el quirúrgico o el conservador:

Tratamiento quirúrgico
El tratamiento quirúrgico varía según la edad de la mujer, las condiciones clínicas y la perspectiva de vida sexual ya que algunas técnicas podrían dificultar las relaciones sexuales a posteriori.

Tratamiento conservador (fisioterapéutico)

El tratamiento conservador está indicado para prolapsos pequeños o moderados (grados 1 a 3). El tratamiento fisioterapéutico se basa sobre todo en técnicas de reeducación de la postura, con el fin de conseguir el equilibrio corporal; técnicas corporales, con la intención de evitar aumentos de la presión intraabdominal; ejercicios de tonificación y fortalecimiento de toda la zona abdominal y pélvica, además del uso de aparatos que buscan una mejora en el tejido conjuntivo del suelo pélvico y el abdomen.

SEXUALIDAD POSPARTO

El período del posparto es un momento en el que tenemos que estar preparadas para enfrentar los más diversos desafíos, y la mejor forma de hacerlo es informándonos. La sexualidad de la mujer durante este período suele verse afectada debido a varios factores; entre ellos podemos destacar los cambios anatómicos sufridos en el embarazo, que repercuten en el posparto, y las alteraciones hormonales. La consecuencia es una disminución en el deseo sexual y dispareunia (dolor en la relación sexual). Se estima que un 41-67 % de las puérperas padecen dolor en las relaciones sexuales durante los 2 o 3 meses posteriores al parto, y muchas veces este problema no se les diagnostica ni se les trata.

Dependiendo de cómo haya sido el parto, la probabilidad de dispareunia (dolor durante el coito) podrá ser mayor o menor; por ejemplo, el índice suele ser mayor en partos vaginales con episiotomía, desgarros y con uso de fórceps. La cicatriz producida en estos tipos de parto provoca una retracción del tejido, lo que dificulta la oxigenación local y la movilidad. Como resultado, pueden favorecer cuadros de atrofia vaginal y dolor en la penetración. Las cesáreas también pueden provocar las mismas molestias a nivel vaginal debido a adherencias en la zona baja del abdomen y en el peritoneo.

No podemos olvidarnos de la influencia de la lactancia en la disminución de la actividad sexual en el posparto; en este caso, el problema está relacionado sobre todo con los cambios hormonales: encontraremos niveles altos de prolactina y concentraciones bajas de gonadotropina (las hormonas sexuales responsables del ciclo reproductivo y secretada por la hipófise) y estrógeno. Este desequilibrio hormonal producirá una especie de menopausia durante la lactancia, con lo cual la mujer tendrá la vagina más atrófica.

Uso de un vibrador

Los vibradores ayudan a mejorar la lubricación, la falta de elasticidad o la disminución del tono muscular.

Ejercicios de Kegel

Una correcta ejecución pautada por un fisioterapeuta de los ejercicios de Kegel podrá ser un gran aliado, ya que estos ejercicios aportarán más fuerza muscular, que ayudará en la prevención de incontinencias. Del mismo modo, los vibradores, también aportan oxigenación a la vagina debido al aumento del aporte sanguíneo que generan.

Ejercicios posturales y respiratorios

Los ejercicios que propician una respiración adecuada junto con la reeducación postural son perfectos, ya que contribuirán a que el tejido conjuntivo de la mujer se recupere.

Hidratar la vagina

Mantener la zona hidratada ayudará a la elasticidad de los tejidos y mejorará cuadros de picores y molestias sexuales.

Opta por hidratantes que contengan:

- Centella asiática: efecto regenerador
- Ácido hialurónico: extra de hidratación
- Aceite del árbol del té: suaviza el picor
- Ácido láctico: mantiene el pH vaginal adecuado

DE VUELTA A LA ACTIVIDAD FÍSICA INTENSA

Lo primero que debemos dejar claro es que el embarazo y el parto son fisiológicos, pero pueden lesionar nuestro cuerpo. No pensemos que después del parto nuestro cuerpo volverá mágicamente a ser lo que era. A lo largo de la gestación la postura, las cadenas musculares y la estática corporal se han alterado para acompañar el desarrollo uterino, y todas estas alteraciones persisten después del parto. Por ello, no vale cualquier ejercicio. Lo más importante siempre sería empezar con una buena reeducación postural y con ejercicios que prioricen la rehabilitación abdominal y del suelo pélvico. Una vez que consiguiéramos estos objetivos, empezaríamos progresivamente subiendo la intensidad de los ejercicios de tonificación y fortalecimiento corporal.

Una duda frecuente sobre la rehabilitación posparto es el tiempo de recuperación; hay que destacar que es absolutamente relativo, porque varía de mujer en mujer. Todo dependerá de lo que hiciéramos antes y de cómo nos hayamos cuidado durante el embarazo y después del parto. No obstante, en una revisión sistemática reciente que investiga la incontinencia urinaria en atletas femeninas, se descubrió que el ejercicio de alto impacto tiene un riesgo 4,59 veces mayor de disfunción del suelo pélvico en comparación con el ejercicio de bajo impacto. Las mujeres posnatales necesitan un tiempo para sanar y recuperar la fuerza y el tono, sobre todo en los músculos del abdomen y el suelo pélvico. Se entiende que el área de la entrada de la vagina se ensancha durante el embarazo y aumenta significativamente después del parto vaginal. La mayoría de las mujeres tardan como unos 12 meses en volver a cerrar por completo la vagina, en comparación con las de un parto de cesárea. La recuperación del músculo elevador del ano, el tejido conjuntivo y los nervios asociados generalmente pueden tardar entre 4 y 6 meses en recuperarse.

Después de una cesárea, es importante tener en cuenta el cuidado no solo de la cicatriz externa, sino también de la cicatriz uterina. Las investigaciones por ultrasonido han demostrado que el grosor de la cicatriz uterina sigue aumentando 6 semanas después del parto, con lo cual el proceso de maduración de la cicatriz se extiende más allá del período tradicionalmente aceptado. A las 6 semanas de la cesárea, la musculatura abdominal tiene una recuperación parcial del 50 % de sus fibras de resistencia muscular que pasados los 6 meses llega a una recuperación del 70 % de las mismas.

Por lo tanto, es recomendable que se siga una línea de ejercicios de bajo impacto durante los primeros 6 meses; además, es imprescindible que todas las mujeres, con independencia de su vía de parto, acudan a un fisioterapeuta especialista en suelo pélvico para que haga una valoración y un seguimiento de todo el proceso de rehabilitación, para prevenir problemas futuros de la musculatura pélvica y abdominal.

Tras el parto, comienza un período llamado «puerperio», que suele durar unos 40 días, en el que la mujer se recupera del parto y el aparato genital femenino vuelve al estado anterior al embarazo.

¡Toca recuperarse! El esfuerzo físico del parto es muy alto y necesitas energía; en este momento se produce una bajada hormonal muy brusca que te hace estar más sensible; además, tienes que atender a tu bebé y son días en los que apenas puedes dormir más de 3 horas seguidas. Llevar una alimentación ordenada y nutritiva es fundamental para coger fuerzas.

La recuperación posparto depende mucho de lo que nos hayamos cuidado durante el embarazo. Si tus depósitos de nutrientes son óptimos, el equilibrio de tu microbiota es adecuado y no has ganado demasiado peso, la recuperación será menos costosa.

ALIMENTACIÓN LOS PRIMEROS DÍAS

PARTO VAGINAL: Con el parto vaginal, la incorporación de una dieta normal es rápida: a las 2-3 horas se comienza con la incorporación de líquidos; después, se incorporan alimentos como la fruta y la verdura, y, si todo va bien, puedes comer de todo. Además, después del gran desgaste energético del parto, se llega con mucha hambre y una está deseosa de algún capricho de los que se ha privado durante todo el embarazo, como el jamón o el sushi.

Es importante comer alimentos de calidad y no excederse con el consumo de azúcar en estos primeros días, aunque la habitación del hotel esté llenita de bombones. Beber agua abundante y caldos o infusiones te vendrá muy bien para eliminar líquidos y favorecer el ritmo intestinal.

CESÁREA: Al haber tenido una cirugía abdominal, no se reinicia la alimentación por vía oral hasta las 24 horas. Empiezan a incorporarse poco a poco líquidos, como agua, infusiones, caldos o zumos. Si todo va bien, se agregan todos los alimentos paulatinamente.

ANEXO NUTRICIÓN: CICATRIZACIÓN

Nuestro cuerpo necesita proteínas para una cicatrización correcta. Para ello es fantástico incorporar caldos de huesos desde el primer momento y tener muy presente la incorporación de estos alimentos:

NUTRIENTES ESENCIALES PARA UNA CORRECTA CICATRIZACIÓN					
Vitamina E	Vitamina A	Colágeno	Vitamina C	Bioflavonoides	Hidratación
aceite de oliva virgen extra almendras aguacate	yema de huevo zanahoria calabaza remolacha frutos rojos	caldos de huesos caldo de pescado gelatina carne	grosellas cítricos tomate espinacas brócoli fresas pimiento rojo	té matcha acaí fresas lima limón nectarina papaya arándanos uvas manzana	infusiones caldos limonada casera agua de coco kombucha

RECUPERAR EL EQUILIBRIO HORMONAL

En el momento del parto, tus hormonas cambian bruscamente. Si empiezas a dar el pecho, la prolactina y la oxitocina aumentan para prepararte para las demandas del bebé con la producción de leche e inhibir la función ovárica durante un tiempo.

El reflejo de succión favorece este estado hormonal, por lo que la vuelta a la normalidad de tus ciclos hormonales tardará más si estás amamantando. A medida que comienza la incorporación de leche de fórmula y disminuyen las tomas, va recuperándose el ciclo menstrual.

Las mujeres que dan el pecho pueden tardar hasta 16 semanas en tener la regla, mientras que las que no amamantan suelen tardar entre 7 y 9 semanas.

Un desequilibrio habitual tras el parto es la predominancia de los estrógenos. Al terminar el embarazo, los estrógenos pueden mantenerse elevados y, sin embargo, la progesterona cae bruscamente. Este hiperestrogenismo contribuye a que nos sintamos mucho más sensibles emocionalmente y más irritables.

Hiperestrogenismo posparto

Tal y como comentábamos en el primer capítulo, la alimentación y la actividad física nos ayudan a nivelar los estrógenos. Alimentos como las coles, que contienen compuestos azufrados capaces de ayudarnos a desactivar estos estrógenos y favorecer el correcto equilibrio, son beneficiosos si existe este desequilibrio hormonal.

Si quieres repasar lo que es hiperestrogenismo y qué alimentos consumir, consulta la página 18.

RECUPERAR PESO

Para recuperar el peso que teníamos antes del embarazo, a menudo se recurre a dietas drásticas y restrictivas; esto es un gran error, pues el recién nacido nos demanda mucha energía física y psíquica y si no nos encontramos fuertes, no vamos a poder con todo.

CONSEJOS POSPARTO

- Elimina de tu dieta los ultraprocesados y el azúcar.
- Muchos días comerás entre toma y toma, y es probable que recurras a cualquier cosa. Para evitar esto, sé previsora y prepara guisos que puedas guardar en táperes y que te valgan para varios días.
- Intenta controlar la hora de las comidas; al llevar el ritmo de tu bebé, puedes olvidarte de estar pendiente de tus horarios e incluso de comer. Haz tres comidas principales, como siempre. Empieza el día con un buen desayuno y para la cena deja preparadas cremas y sopas de verduras, ligeras y fáciles de digerir.
- Prepara o compra alternativas dulces saludables para los momentos de apetencia; si no hay opciones, tienes más probabilidades de recurrir a los dulces industriales: bizcochos caseros, flan de huevo, bolitas o barritas caseras.
- Come despacio y disfruta de tu momento de comida; si comes rápido y disfrutas, recurrirás a esa satisfacción sin control y tenderás a comer snacks menos saludables.
- La hidratación es fundamental: prepara una botella de agua de 2 litros y asegúrate de que la terminas antes de que acabe el día.

LACTANCIA

La producción de leche aumenta el gasto energético. Producir un litro supone alrededor de 500-700 kcal. Gran parte de este gasto extra se satisface con las reservas de grasa que hemos acumulado a lo largo del embarazo; pero no solo importan las calorías, también se precisan más cantidades de nutrientes y por eso la dieta tiene que estar bien equilibrada.

No todas las mujeres tienen que aumentar la misma cantidad de calorías con la lactancia; depende de la reserva de grasa, del número de tomas del bebé, de la actividad física que practique... Lo más importante es comer variado y productos naturales de alta densidad nutricional.

¿Hay alimentos prohibidos?

La buena noticia es que ya puedes comer jamón y carne poco hecha; una vez que el bebé ha nacido, la toxoplasmosis ya no es un problema. En general, puedes comer variado y todo tipo de alimentos, aunque se recomienda evitar:

- Excitantes: cafeína, té, refrescos con cafeína.
- Alcohol: es perjudicial para el desarrollo del cerebro del bebé los primeros meses de vida.

El consumo de especias no está contraindicado, tampoco el de ajos o espárragos. Pueden modificar levemente el sabor de la leche; si observas que tu bebé rechaza la leche después de haber aumentado la frecuencia de alguna especia o alimento, incorpóralo de manera más espaciada. Tomar todo tipo de vegetales siempre es positivo para el bebé.

PRESTA ESPECIAL INTERÉS:

Hidratación
Lo normal es que el reflejo de la sed aumente; como es de esperar, la leche requiere mucha cantidad de agua y tenemos que aumentar el consumo. Asegúrate de beber entre 8 y 10 vasos al día.

Alimentos ricos en grasas poliinsaturadas
Los ácidos grasos omega 3 son un componente estructural esencial del tejido nervioso y la retina, y participan en el crecimiento y el desarrollo normal durante los primeros meses de vida. El bebé los recibe a través de la leche materna o artificial. En el caso de la lactancia materna, se recomienda consumir unos 200 mg de DHA al día.

Son las grasas que encontramos en el pescado

MENÚ LACTANCIA	
DESAYUNO	Leche de almendras con canela Tostada de pan de centeno con aceite de oliva, tomate natural y jamón ibérico
MEDIA MAÑANA	Smoothie de plátano, leche de coco, frutos rojos y semillas de chía
COMIDA	Ensalada templada de brócoli, arándanos, nueces y queso de cabra Corvina al horno con guarnición de arroz salvaje
MERIENDA	Barritas de chocolate, sésamo y bayas de goji
CENA	Sopa de verduras con miso Tortilla de champiñones

azul, pero debemos evitar los pescados de gran tamaño, como el atún, el emperador, el lucio o el tiburón, pues su grasa está contaminada de mercurio, un metal pesado que es neurotóxico. Para llegar a las cantidades recomendadas, incorpora sardinas, anchoas o boquerones 2-3 veces a la semana. Toma salmón salvaje o ecológico 1-2 veces a la semana. Las algas también contienen omega 3 y las semillas como el lino, la chía o el cáñamo molido aportan ácido linolénico, un ácido graso que somos capaces de transformar en DHA.

CÓLICOS DEL BEBÉ

Los factores asociados a los cólicos son múltiples. Pueden deberse a cierta inmadurez intestinal del bebé, que durará hasta los 4 meses y que puede favorecer digestiones más pesadas que generen más gas. No está demostrado que la incorporación de alimentos más flatulentos en la dieta de la madre, como coles o legumbres, esté relacionada con los cólicos del lactante. Ante cólicos constantes, debemos descartar una posible alergia a la proteína de la leche de vaca con nuestro médico, en cuyo caso habría mejoría al excluir la leche de vaca y sus derivados de la dieta.

El tratamiento con probióticos, en concreto con *Lactobacillus reuteri*, ha demostrado ser beneficioso en algunos estudios, mientras que en otros no se observan diferencias significativas. No obstante, es una medida que tu pediatra puede considerar de utilidad y que puede merecer la pena probar.

LECHE MATERNA Y MICROBIOTA

La leche materna aporta todos los nutrientes que el bebé necesita en los primeros meses de vida, y también compuestos bioactivos, inmunoglobulinas y lactoferrina con efectos inmunomoduladores. También contiene más de 250 especies bacterianas distintas y oligosacáridos, unos hidratos de carbono complejos que nutren directamente la microbiota del bebé.

Las bacterias de la leche materna provienen del propio intestino de la madre, ya que hay una ruta entero-mamaria (un «camino» que siguen estas bacterias desde la microbiota intestinal materna hasta la leche); por eso es importante favorecer una buena diversidad microbiana en el intestino de la madre, tanto para la recuperación posparto como para el bebé lactante.

NUTRICIÓN EN DIÁSTASIS

Ante un diagnóstico de diástasis, es importante evitar hacer esfuerzos de pujo y evitar el estreñimiento. Si el estreñimiento es puntual, lo normal es que se corrija con medidas higiénico-dietéticas, como aumentar la cantidad de fibra, grasa, agua y actividad física. Si permanece en el tiempo y viene acompañado de hinchazón, distensión abdominal y molestias digestivas, lo ideal es analizar las causas: los cambios hormonales, la falta de descanso y el nuevo ritmo de vida pueden favorecer cambios en el equilibrio de la microbiota intestinal, que debe tratar un especialista.

la toxina, en las dosis que ponemos, a la leche materna, yo prefiero ser cauteloso. Ácido hialurónico, algunos tipos de vitaminas o mesoterapia son tratamientos que sí podemos hacer.

PABLO PÉREZ
Experto en cuidado capilar

PILAR: ¿Qué pasa con el pelo en el posparto?

PABLO: En el posparto vuelve a cambiar el cuerpo de la mujer y comienza de nuevo un cambio hormonal; todo vuelve a la normalidad, y ese cambio también afecta de manera directa al cabello. Aquí es normal notar una caída visiblemente más abundante, en algunos casos puede ser alarmante. Esta caída se denomina «efluvio telógeno posparto» y normalmente suele durar entre 3 y 4 meses, pero que en algunos casos puede llegar hasta los 6 meses. Cuando los niveles de estrógenos se estabilizan, ese cabello se recupera y la caída disminuye hasta los niveles normales. Si este proceso se alarga, hay que consultar con el especialista y comprobar por qué no desaparece.

DR. JUAN PEÑAS Y CARMEN PEÑAS
Cirujano plástico y enfermera instrumentista

PILAR: Después de los embarazos y la lactancia, hay mujeres que notan un empeoramiento en el pecho. ¿Qué tiempo prudencial tendríamos que esperar antes de hacernos una intervención en el pecho? Y si luego queremos tener más hijos, ¿nos afecta?

DR. PEÑAS: Tras el embarazo y la lactancia, la mama está inflamada, hinchada y parece mayor de lo que luego queda cuando se desinflama. Es fundamental esperar unos meses (mínimo 5 o 6) tras dar a luz, o dar de mamar al bebé, para afinar mucho más con el tamaño de las prótesis y el resultado final.

Los médicos sabemos que la mama solo alcanza su desarrollo completo cuando se da de mamar y que, en cada hijo, en el período de lactancia, la mama va atrofiándose y su tamaño disminuye. Por eso una época muy frecuente para operarse es tras tener los hijos, porque la mama ha sufrido las consecuencias de esa maternidad y se ha quedado más flácida, más vacía, y hay que repararla.

P: ¿Qué opina del *mommy makeover* que está tan de moda? ¿En qué casos lo recomendaría?

JP: El *mommy makeover* es la cirugía del abdomen y el pecho de todas las mujeres tras dar a luz, tener hijos y alimentarlos. Tras la maternidad la mama y el abdomen sufren mucho y hay que repararlo mediante el *tummy tuck* (abdominoplastia o dermolipectomía abdominal), reparar los músculos del abdomen y quitar la piel sobrante, el *breast lift* (mastopexia, elevar la mama caída por el embarazo y colocarla en su sitio anatómico ideal, con implantes mamarios o sin ellos), y el *gynecological procedure* (tratamientos con láser para reparar la vagina tras el parto y remodelar los labios mayores y menores de la vulva con una pequeña cirugía). Hoy en día, todas las mujeres que pueden las llevan a cabo y consiguen reparar las secuelas del embarazo en su cuerpo y volver a su vida personal, social y laboral de forma plena, como si no hubieran tenido hijos.

CARMEN PEÑAS: Es una cuestión que ya se está «normalizando/interiorizando/socializando», que las mujeres no queremos que el paso de los embarazos nos marque de por vida. Gracias al avance científico y tecnológico de los cirujanos plásticos con más experiencia, poder intervenir en un mismo tiempo quirúrgico varias cirugías a una persona es algo que solo los mejores saben hacer, e insisto que es recomendable siempre premiar la experiencia del cirujano y de su equipo. Pero quiero hacer hincapié en que este tipo de cirugías son muy aconsejables, porque las madres somos, primero y ante todo, mujeres.

P: Hay falsos mitos estéticos, como que a las «famosas», a la vez que están pariendo, se aprovecha y se les quita la tripa y todo lo que sobre. ¿Qué le parece este disparate? Yo lo he visto escrito hasta de mí misma. ¿Hay algún cirujano que haga esto?

JP: Opino, igual que tú, que es un disparate, una barbaridad. No es el momento ni la cirugía iría bien. Todo resultaría bastante mal por todo lo que hemos dicho antes. La mujer tiene que dar a luz y luego, tras haberse cuidado en el embarazo, reparar a los 6 meses las posibles consecuencias y secuelas que haya tenido la maternidad. Así irá todo de forma natural y el resultado será excelente. No conozco a ningún profesional médico que haga eso.

CP: Super de acuerdo contigo; no creo que exista ningún cirujano bueno que haga eso. Yo creo que lo que le pasa a la gente contigo es que no piensan en el trabajo que has hecho diariamente desde pequeñita con tu cuerpo, cuidándolo, y que, al final, la recuperación es un cúmulo de circunstancias. Obviamente, no por cuidarse mucho todo vuelve al estado original, porque el envejecimiento del cuerpo es una realidad y para eso está la cirugía plástica, para que, pasado un tiempo prudencial después del embarazo, se pueda actuar. Un buen cirujano plástico JAMÁS intervendrá durante el parto o en un posparto inmediato. Hay que esperar.

171

CLIMA

Capítulo 4

CLIMATERIO

EL CLIMATERIO: UNA FASE DE CAMBIOS

El climaterio representa una etapa de transición entre la fase reproductiva y la no reproductiva. En este período el cuerpo femenino pasa por un gran cambio endocrino debido al descenso de actividad del ciclo ovárico y también atraviesa cambios biológicos con la disminución de la fertilidad.

Una de las principales consecuencias de la menopausia es el descenso del estrógeno, que puede llevar a la sequedad vaginal, la urgencia miccional, la incontinencia urinaria, los dolores pélvicos, la osteoporosis, los problemas cardiovasculares... Los sofocos son muy habituales en este período y quizá sean los responsables de la búsqueda de ayuda profesional por parte de la mayoría de las mujeres. Este síntoma se produce debido a la variación sufrida por el sistema termorregulador hipotalámico.

¿QUÉ CAMBIOS EXPERIMENTA NUESTRO CUERPO?

En esta fase de la vida, nuestro cuerpo experimenta una serie de cambios que detallamos a continuación.

SOFOCOS: Cambios de temperatura corporal

Un sofoco es la sensación repentina de calor, que suele ser más intensa en la cara, el cuello y el pecho. Las investigaciones sugieren que los sofocos se producen por la disminución de los niveles de estrógeno, que deja de ejercer su efecto de retroalimentación negativa sobre el hipotálamo (termostato del cuerpo) y este, a su vez, afecta al metabolismo de las catecolaminas. También existe una disminución de los niveles de serotonina y todo esto ejerce una acción vasomotora y un aumento de la sensibilidad a los cambios leves de la temperatura corporal.

- El estrés y su efecto neuroendocrino favorecen los sofocos. La gestión del estrés y la meditación puede ayudar a mejorar las crisis de sofocos.
- El alcohol, los alimentos picantes o las bebidas calientes deben evitarse.
- Las infusiones de salvia romana pueden ayudar a mejorar los sofocos, ya que es una planta que favorece la termorregulación del cuerpo y actúa sobre los receptores estrogénicos.
- Los alimentos ricos en fitoestrógenos (sustancias que tienen una gran similitud con el 17-beta-estradiol que fabricamos nosotros) son capaces de unirse a los receptores estrogénicos de una forma más débil y pueden contribuir a mejorar los sofocos. Algunos de estos alimentos son: kudzu, lino, soja, legumbres, alfalfa, guisantes, sésamo, etc. Para poder beneficiarnos de estos fitoestrógenos es fundamental que nuestra microbiota intestinal sea capaz de metabolizarlos. Algunos tipos de bifidobacterias presentes en el colon se encargan de realizar correctamente esta función; por lo tanto, las isoflavonas pueden ayudarnos, pero siempre que exista una diversidad microbiana óptima en el intestino.

Algunos alimentos y bebidas
como el alcohol o las comidas picantes
y muy calientes deben evitarse.

FITOESTRÓGENOS	+ DIVERSIDAD MICROBIANA	= Correcta metabolización y efectos beneficiosos
Kudzu, lino, soja, legumbres, alfalfa, guisantes, sésamo	Almidón resistente (plátano macho, avena, patata cocida y enfriada, arroz integral cocido y enfriado), fruta rica en polifenoles, verdura rica en fibra soluble	

SEQUEDAD VAGINAL: Alteraciones urogenitales

La bajada de estrógenos provoca una menor elasticidad de la pared vaginal y mayor sequedad en las mucosas, ya que la lubricación es un proceso hormonodependiente. Para favorecer el equilibrio de la microbiota vaginal y evitar la sequedad de las mucosas, pueden ayudarnos algunos consejos:

- Incorporar ácidos grasos omega 7, presentes en el aceite de espino amarillo. Normalmente se consume en forma de suplemento. Mejora la integridad del epitelio vaginal y la sequedad.
- Probióticos: El flujo vaginal que producimos con la lubricación aporta glucógeno para nutrir las colonias de lactobacillus de nuestra vagina. Con la bajada de estrógenos, la lubricación disminuye y los lactobacillus se debilitan. En caso de sequedad, es interesante incorporar cepas probióticas específicas que se encuentran presentes en la microbiota vaginal, como el *Lactobacillus rhamnosus* y el *Lactobacillus gasseri*.

Todos los remedios de fitoterapia o suplementación deben ser consultados con tu médico o nutricionista.

OSTEOPOROSIS

El hueso es un tejido dinámico en constante proceso de remodelado a lo largo de nuestra vida. La mayoría de las personas alcanzan su masa ósea máxima entre los veinticinco y los treinta años; a partir de los cuarenta años, sin embargo, empezamos a disminuirla lentamente.

Los estrógenos mantienen el equilibrio entre las células que renuevan el hueso (osteoblastos) y las que lo destruyen (osteoclastos) durante la edad fértil. En la menopausia disminuyen los estrógenos, lo que favorece la destrucción de hueso. Estos cambios hormonales son un condicionante, pero cuidar la alimentación, practicar ejercicio y evitar los factores que favorecen la descalcificación ósea puede ayudarnos a prevenirlos.

ACTIVIDAD FÍSICA: ¿CUÁL ES EL MEJOR EJERCICIO PARA ESTE MOMENTO?

Muchos estudios corroboran los beneficios de la actividad física regular frente a los síntomas no deseados provocados por el déficit de estrógeno. Por ejemplo, los sofocos, como acabamos de comentar, se producen por la variación de los termorreguladores, que, en cierto modo, están modulados por las betaendorfinas, que durante la menopausia suelen disminuir, lo que empeora los calores sentidos por la mujer. El ejercicio físico favorece la liberación de betaendorfinas y el aumento de la concentración de esta hormona en el cuerpo favorece la disminución de los síntomas de sofocos.

Con relación a la prevención de problemas cardiovasculares, el ejercicio físico favorece la aceleración del metabolismo, que ayuda en la quema de los carbohidratos y los lípidos, y promueve el control del peso. Se sabe que la densidad ósea desciende en mujeres en la menopausia y que la actividad física ayuda en la prevención de la osteoporosis, pero ¿qué ejercicios favorecen la prevención? Seguramente la primera cosa que te ha venido a la cabeza han sido los ejercicios más suaves, como pilates y yoga, ¿cierto? Pero, por increíble que parezca, los ejercicios que favorecen la producción de calcio y el aumento de la densidad ósea son los ejercicios de carga; por ejemplo, la musculación. Los ejercicios que implican carga son más osteogénicos, es decir, promueven la remodelación ósea en las áreas directamente ejercitadas. En un estudio realizado por Bennell se propuso un entrenamiento con ejercicios de resistencia con más cargas y menos repeticiones, y se apreció un aumento de la densidad ósea en la región de la cadera y los brazos; sin embargo, en los entrenamientos hechos con menos carga y más repeticiones no hubo un cambio considerable en la densidad ósea.

> Las mujeres que ya tienen osteoporosis
> deben evitar cualquier ejercicio
> que suponga movimientos bruscos
> y explosivos o de impacto.

Consejos para la protección del suelo pélvico en cualquier actividad con pesas:

- Busca siempre soltar el aire en el esfuerzo.
- Controla la postura durante los ejercicios.
- Haz espiraciones largas y tranquilas durante el levantamiento del peso. Pon en práctica la activación del suelo pélvico y el abdomen durante los esfuerzos.

¡La reeducación postural, una gran aliada!

Con la pérdida ósea derivada de la osteoporosis y la debilidad de la musculatura antigravitacional se provoca una alteración en la postura, lo que favorece un aumento del ángulo de la cifosis dorsal. Esta alteración conlleva una disminución de la flexibilidad torácica, que puede ser la causante del dolor, sobre todo en los hombros. A su vez, esta falta de movilidad torácica y la alteración fisiológica de la cifosis provocarán un aumento de la presión intraabdominal y alteraciones musculares que serán, muchas veces, la causa de hernias discales, así como debilidad en la zona del suelo pélvico.

A través de ejercicios de liberación miofascial y de reeducación postural conseguimos una liberación muscular que favorece la armonía de los vectores de fuerza del cuerpo; como ya sabemos, esta armonía traerá consigo una mejora o prevención de problemas de suelo pélvico y dolores de espalda, ya que la carga caerá en los puntos correctos de amortiguación.

¿Cómo pueden ayudarte los ejercicios del suelo pélvico?

La práctica de los ejercicios de suelo pélvico (ejercicios de Kegel) favorece la estabilización, el aumento de la fuerza y la resistencia muscular, y le brinda a la mujer una mayor concienciación sobre la musculatura vaginal, lo que provoca un impacto positivo sobre la función sexual. Los ejercicios de Kegel contribuyen también a la oxigenación local debido al aumento del torrente sanguíneo hacia el suelo pélvico; esto beneficia al tejido conjuntivo y la lubricación, que, a su vez, ayuda en el síntoma de sequedad vaginal.

Consejos para un suelo pélvico sano:

- Cuida tu postura.
- Usa cremas hidratantes especiales para la zona

íntima; te ayudarán en síntomas de sequedad vaginal.

- Bebe agua.
- Evita el estreñimiento.
- Practica ejercicios que favorezcan la postura, por ejemplo, los hipopresivos.

¿QUÉ PASA CON TU CICLO MENSTRUAL A LOS CUARENTA AÑOS?

Puede que en esta década de tu vida empieces a notar sofocos, a sufrir problemas de sueño, a experimentar cambios de humor o a tener reglas increíblemente fuertes. ¿Son los primeros síntomas de la menopausia? No necesariamente. La menopausia puede llegar incluso hasta una década después. A esto lo llamamos «perimenopausia».

¡Por eso no hay que confundir menopausia con perimenopausia, porque no son lo mismo! La menopausia es una etapa en la cual la mujer tiene tasas de estrógeno bajas, al revés de lo que ocurre en la perimenopausia, cuando las tasas de estrógeno sufren altibajos y pueden llegar a picos altísimos, como nunca antes en la vida.

El ciclo menstrual en esta etapa puede convertirse en una montaña rusa, ya que habrá momentos en que el estrógeno estará arriba y, de repente, bajará de manera brusca favoreciendo los siguientes síntomas:

- flujos abundantes y con mayor duración
- ciclos menstruales más cortos (menos de 25 días)
- insomnio
- dolores menstruales más intensos
- sudores nocturnos
- migrañas
- altibajos emocionales
- aumento de peso sin cambiar el ejercicio ni la alimentación

En el caso de que experimentes estos síntomas, habla con tu ginecólogo para que te ayude. Si te encuentras en esta fase, estos son mis consejos:

- Evita el alcohol, ya que perjudica el metabolismo del estrógeno.
- Practica ejercicio físico para que te ayude a reducir el estrés y favorezca el metabolismo hormonal.
- Pregunta a tu ginecólogo o nutricionista sobre el magnesio y la taurina (un aminoácido con propiedades antioxidantes): funcionan calmando el sistema nervioso y ayudan a conciliar el sueño. Mejoran también la función de la insulina y la hormona tiroidea. Por último, el magnesio es antiinflamatorio y promueve el metabolismo saludable del estrógeno.

SEXUALIDAD Y MENOPAUSIA, ¿CÓMO AFRONTARLO?

Cuando hablamos de climaterio nos referimos a todo el proceso premenopáusico hasta la menopausia, que suele empezar alrededor de los cincuenta y un años y dura hasta más o menos los sesenta y cuatro. Durante todo este proceso el cuerpo femenino sufre varios cambios que pueden afectar tanto física como psicológicamente. La sexualidad en esta etapa puede verse alterada debido a los cambios hormonales, sobre todo a la caída de los niveles de estrógeno. El estrógeno es uno de los responsables de mantener la vagina elástica, lubricada y con tono muscular adecuado; no podemos olvidar que esta misma hormona ayuda a mantener el pH vaginal en unos niveles óptimos. Según el estudio de Bouchard de 2016, la causa principal de los problemas sexuales en el climaterio se relaciona con la atrofia vaginal, cuando la vagina se queda menos elástica, rosa pálido y más pequeña. Los labios menores se adelgazan y parecen desaparecer; la entrada vaginal pierde elasticidad y se retrae, lo que puede causar molestias durante las relaciones sexuales.

Además, en la zona de la uretra se forma una especie de carnosidad que puede provocar dolor o dificultad durante la micción. La producción de colágeno disminuye y la musculatura también se ve afectada, así que la aparición de las pérdidas de orina en este momento es algo habitual. El pH vaginal que antes era ácido, durante la menopausia se convierte en básico, lo que propicia la aparición de infecciones, picores e irritación en la zona.

El deseo sexual frecuentemente disminuye en el climaterio, lo que provoca que las mujeres tarden más tiempo en conseguir la excitación, hasta una media de 5 minutos o más. Retardar la penetración y dejar la imaginación fluir en los preliminares permitirá que los ganglios de Bartholin produzcan el máximo de lubricación. Debemos recordar que el deseo sexual está íntimamente relacionado con el bienestar de la mujer, así que sentirse emocionalmente bien es fundamental para estimular el deseo sexual.

¿Usar un vibrador para mejorar la atrofia vaginal?

Sí, los vibradores también son terapéuticos y, sin duda, ayudan a mejorar todos los síntomas de la atrofia vaginal, como la lubricación, la falta de elasticidad o la disminución del tono muscular. Pero ¿cómo? La vibración estimula el aporte sanguíneo local favoreciendo la oxigenación, lo que hace mejorar los casos de atrofia vaginal.

Ejercicios de Kegel

Una correcta pauta de los ejercicios de Kegel podrá ser un gran aliado de la mujer en la menopausia, ya que estas rutinas aportarán más fuerza muscular que contribuirá a la prevención de incontinencias.

Si quieres repasar cómo hacer los ejercicios de Kegel, consulta la página 154.

Ejercicios posturales y respiratorios

Los ejercicios que impliquen una respiración adecuada junto con la reeducación postural son perfectos para este momento, ya que mejorarán todo el tejido conjuntivo de la mujer que se debilita durante la menopausia, sin contar con que fortalecerán el tono vaginal, previniendo así la incontinencia urinaria.

Si quieres repasar los ejercicios posturales y respiratorios, consulta la página 150.

Llamamos «climaterio» al período de transición entre la vida reproductiva y no reproductiva de la mujer, que puede durar entre 2 y 4 años antes de la última menstruación. La bajada progresiva de las hormonas gonadales produce cambios en nuestro cuerpo, pero el estilo de vida saludable, una dieta muy antioxidante, la actividad física y una mente abierta y positiva son nuestras grandes aliadas para afrontar esta etapa.

NUTRIENTES ESENCIALES PARA NUESTROS HUESOS

Vitamina D: Es una vitamina fundamental para la salud ósea. Regula la secreción de paratohormona, favorece la absorción del calcio, induce la maduración de los preosteoclastos; en definitiva, tiene un papel prioritario y por eso su déficit es uno de los principales factores asociados a la osteoporosis. Las investigaciones revelan que más del 50 % de la población española presenta niveles infraóptimos de esta vitamina.

La principal fuente de vitamina D es la exposición a los rayos ultravioleta; no obstante, alimentos como los huevos, el pescado azul y los lácteos enteros también aportan vitamina D en la dieta.

Vitamina K: Los estudios muestran que la vitamina K también puede ayudar a prevenir la osteoporosis mediante la reducción del índice de la destrucción ósea. Algunos estudios epidemiológicos demuestran que una dieta rica en vitamina K se asocia a un menor riesgo de fractura de cadera en mujeres y hombres ancianos.

Calcio, magnesio y boro: El equilibrio de estos minerales es importante para la correcta fijación del calcio. Hay que asegurar una ingesta óptima de calcio en la dieta, pero más no es sinónimo de mejor; el exceso de calcio no proporciona una protección adicional para los huesos. Lo más importante es la capacidad que tenemos de fijarlo y para ello necesitamos el magnesio, el boro, la vitamina D, la vitamina K, la vitamina C y evitar los factores que favorecen la descalcificación.

Vitamina D	Vitamina K	Calcio	Magnesio	Boro
Pescados azules, setas, mantequilla, yema de huevo Siempre que nos expongamos, además, a la luz solar	Lechuga, remolacha, col, perejil, espárragos, arándanos, higos	Sardinillas, garbanzos, sésamo, algas, lácteos, almendras, avellanas, brócoli	Almendras, cacao, avena, soja, espinacas, quinoa, aguacate	Manzana, col, lechuga, apio, remolacha, fresas, ciruelas

Los factores que favorecen la descalcificación ósea son el tabaco, el sedentarismo, el consumo de alcohol, el exceso de azúcar en la dieta, las dietas muy restrictivas, el exceso de sodio y de bebidas carbonatadas.

CAMBIOS DE PESO

¡La menopausia no engorda! La bajada hormonal produce cambios en nuestro organismo y puede condicionar una mayor retención de líquidos, y la grasa tiende a redistribuirse en la zona abdominal. Es cierto que cuesta más bajar de peso y que si no prestamos una atención especial a nuestros hábitos de vida, es mucho más fácil ganar peso, pero una dieta adaptada y el aumento de la actividad física nos ayudarán a controlar estos cambios.

Por otro lado, los sofocos, las alteraciones del sueño y los cambios anímicos (disminución de la serotonina) pueden tender a alterar los patrones de alimentación y todo ello condicionar una subida de peso corporal; el control de la ansiedad se vuelve especialmente importante en este momento de la vida.

Es una época en la que hay que mimarse y moverse más, pero no hay que dar por hecho que vayamos a sumar kilos.

Dieta ligera y adaptada al gasto calórico: El ejercicio es fundamental en esta etapa de la vida, porque, con los años, el gasto calórico basal disminuye y la masa muscular también (Sarcopenia: menor fabricación de músculo).

Las herramientas para controlar este declive son el movimiento y el trabajo muscular. La dieta tiene que estar adaptada al gasto calórico y personalizada en función del estilo de vida de cada mujer. Una simple estrategia que contribuye a modular la ingesta es tomar cenas muy ligeras, de fácil digestión y tempranas. Lo ideal es cenar 3 horas antes de ir a dormir; esto te ayudará a controlar la ingesta de calorías y favorecerá un descanso correcto.

Asegura una buena hidratación: Para mejorar la retención de líquidos es importante favorecer la diuresis y la hidratación de los tejidos. La deshidratación también puede favorecer los sofocos, las jaquecas y la sensación de astenia. No solo importa el agua que bebemos; la fruta, la verdura, las sopas y los caldos también nos aportan gran cantidad de agua.

Aprovecha para tomar bebidas ricas en antioxidantes, como el cúrcuma latte o el té matcha. Los caldos de huesos aportan colágeno, fundamental para el cuidado de la piel.

Aumento de la ingesta de grasas poliinsaturadas: Son cardioprotectoras, saciantes y fundamentales para la nutrición de la piel y las mucosas. Toma un puñadito de frutos secos cada día, aguacate, aceite de oliva virgen extra en crudo en las comidas y pescado azul de pequeño tamaño 2-3 veces a la semana.

Las proteínas no pueden faltar: Si no estamos atentas, es fácil quedarnos cortas con el consumo de proteínas y esto favorece la atrofia dérmica, la bajada de masa muscular y la retención de líquidos. Todas nuestras estructuras están formadas por proteínas y por eso es tan importante consumirlas a diario. No hay que tomar muchas ni pocas, lo necesario; entre 1-1,5 g por kilo, dependiendo de la cantidad de deporte que practiquemos.

Antioxidantes por doquier: El estrés oxidativo celular es parte integral del proceso de envejecimiento. Los estrógenos tienen un efecto protector y antioxidante a lo largo de nuestra vida y con su disminución en la menopausia se vuelve especialmente importante la incorporación de muchos antioxidantes en nuestra alimentación.

CENA TEMPRANA Y LIGERA	HIDRATACIÓN	GRASAS POLIINSATURADAS	PROTEÍNAS	ANTIOXIDANTES
Plato único	caldo de huesos	frutos secos	Dos raciones al día	Variedad de vegetales de todos los colores
Cena ligera y digestiva	té matcha	aguacate		Cacao
	cúrcuma latte	aceite de lino	El huevo es una buena alternativa para el desayuno, aporta proteínas de alto valor biológico y vitamina D	Frutos secos
3 horas antes de ir a dormir	agua con limón	aceite de oliva virgen extra		Cúrcuma
	infusiones de salvia	cáñamo		Té matcha
				Granada
				Frutos rojos, etc.

CAMBIOS DE HUMOR

La bajada estrogénica guarda relación directa con la producción de serotonina, dopamina y oxitocina, neurotransmisores encargados de modular nuestro estado de ánimo. Los niveles de serotonina tienden a disminuir, lo que puede dar lugar a una mayor irritabilidad, ansiedad, sensación de nerviosismo, insomnio y falta de memoria. Una vez más, las rutinas y la alimentación serán nuestras mejores aliadas:

- Practicar ejercicio al aire libre y exponernos a la luz solar.
- Practicar sexo con frecuencia.
- Practicar meditación y respiraciones diafragmáticas a diario.
- Consumir alimentos ricos en triptófano (precursor de la serotonina): legumbres, pavo, sésamo y huevos.
- Consumir magnesio: cacao, arroz integral, almendras y espinacas.
- Seguir una dieta antiinflamatoria que favorezca la salud intestinal y depurativa.

Es el momento de seguir disfrutando de ese potencial físico, de la vitalidad a la que te han llevado el ejercicio y los hábitos a largo plazo; pero no hay que bajar la guardia: el cuerpo es caprichoso y requiere una atención especial para seguir funcionando a la perfección. Muchos se quejan de lo rápido que se pierde un trabajo en cuanto deja de practicarse.

Si tienes poco tiempo pero necesitas una efectividad alta, te diré hacia dónde tienes que mirar: a los ejercicios de fuerza.

Pasados los cincuenta, se aprecia una reducción de la fuerza al igual que de otras capacidades físicas. Igual que perdemos densidad ósea y nos convertimos en personas más frágiles o, mejor dicho, en esqueletos más frágiles, la sarcopenia es un proceso de pérdida muscular; si unimos ambas cosas, llega el desastre.

Podemos evitarlo con un buen mantenimiento de la masa muscular. El músculo es lo que nos mantiene jóvenes, ya que provoca cambios en nosotros a nivel endocrino y óseo, alargando la esperanza de vida y permitiendo que afrontemos mucho mejor el paso del tiempo.

Los protagonistas de esta etapa son, una vez más, el refuerzo de la espalda y el *core*; los ejercicios de fuerza te ayudarán a mantener una buena densidad ósea además del tono muscular.

Entrenamientos para ser longevos

Trata de mantener 3 sesiones de entrenamiento semanales, sigue con una vida activa y no te acomodes, esa es la manera de que tu cuerpo siga respondiendo y de que sientas que eres capaz.

No debes abandonar los ejercicios de respiración para que la musculatura profunda se siga manteniendo. Te vendrá muy bien trabajar la estabilidad, como mínimo dos veces por semana. El paso del tiempo hace que perdamos esa capacidad de permanecer en equilibrio por lo que es importante trabajar la propiocepción con ejercicios de coordinación y equilibrio.

Los ejercicios para brazos con pesas serán un buen aliado, cuidando tus hombros en los planos en los que no se comprometa la articulación. Al mismo tiempo, mantiene una espalda fuerte y sin olvidarse de los tríceps.

Te mostraremos en este entrenamiento, una combinación de movimientos multiarticulares que podrás llevar a la práctica para sentir que tu cuerpo sigue ágil y no pierde fuerza.

Siéntete orgullosa de lo que puedes hacer hoy sin remordimientos y aprende a mantenerlo a lo largo del tiempo para convertirse en el resultado de un cuerpo funcional, un ejemplo de la energía femenina, la evolución y la satisfacción personal.

Abre este código QR para acceder al vídeo con los ejercicios.

Consejos
Evita saltarte los ejercicios de movilidad y suelo pélvico puesto que son necesarios para evitar desequilibrios y mantener bien sujetos los órganos internos.

La importancia de los entrenamientos

Como podéis apreciar en estas fotos del «antes» y el «después» de mi alumna a distancia Ángela

Sánchez, 51 años, el resultado de un correcto trabajo muscular puede llegar a ser espectacular.

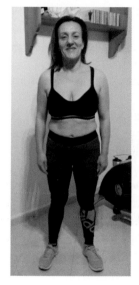

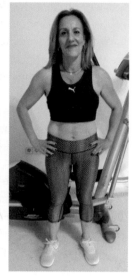

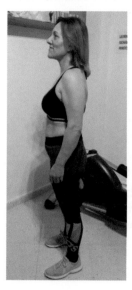

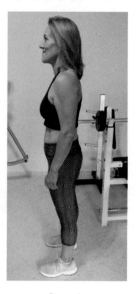

| Antes | Después | Antes | Después |

Se aprecia una clara mejora de la estética asociada a la reducción del perímetro abdominal, al tono de las paredes abdominales y a la función del tronco.

CUIDAR NUESTRA MENTE

*Mens sana
in corpore sano*

DR. MARIO ALONSO PUIG
Médico, cirujano, conferenciante y escritor

PILAR: Refiriéndonos a tu libro *Tus 3 superpoderes para lograr una vida más sana, próspera y feliz*, hablas de saber envejecer con juventud.

DR. ALONSO: Es muy fácil de explicar. Hay un proceso biológico, natural; es decir, todo elemento material, el que sea, hasta el propio sol, envejece. De hecho, el sol se enfriará dentro de millones de años. Todo cuerpo se deteriora y eso es normal. Ahora, la forma en la que se deteriora es variable. Se sabe perfectamente que cuando una persona tiene una actitud más positiva en la vida, cuando una persona valora mucho más lo que tiene que lo que le falta, cuando una persona es generosa y le gusta pensar en los demás, puede ralentizarse el proceso de envejecimiento, entre otras razones porque se reduce la producción de radicales libres.

Lo que quiero decir cuando hablo de envejecer con juventud es que hay algo que es inevitable, que es el envejecimiento, pero hay algo en lo que una persona sí puede intervenir, que es en la manera en la que envejece. Esto es lo que yo llamo «juventud». Tú puedes estar con personas muy jóvenes y que, sin embargo, te dé la sensación de que son muy mayores. Por otro lado, puedes también estar con personas que tienen mucha edad y tener la sensación de que hay algo muy juvenil en ellas.

P: También eso se nota, a veces, en gente que ha pasado por algún trauma importante, o ha superado un cáncer, por ejemplo. Valoran mucho más la vida, tienen muchísimas más ganas de vivir y aprecian mucho más cada acto diario. Es importante estar en paz con lo que tienes y valorarlo.

A: Yo he conocido personas que han pasado por enormes dramas y a pesar de ello transmiten una gran alegría y una enorme ilusión. A veces ellas mismas me han comentado que hay gente que, sin saber por lo que ellas han pasado, creen que son así de alegres porque no han sufrido en su vida. Tenemos una tendencia a dar por hecho que alguien al que se ve muy contento no ha tenido ningún problema serio. Se nos pasa por alto que esa alegría puede venir de haber aprendido a apreciar más la vida después de haber estado a punto de perderla.

P: ¿A los cincuenta o sesenta años ya es tarde para cambiar?

A: Cuando se descubrió la neuroplasticidad, es decir, la formación de nuevas neuronas en el cerebro y la formación de nuevas conexiones entre las neuronas, se reconoció a nivel científico que cualquier persona y en cualquier etapa de su vida tiene la capacidad de cambiar el cerebro y, por consiguiente, cambiar también su forma de ser, de estar y de hacer. Lo único que evita que cambiemos no es nuestra incapacidad para lograrlo, sino no creer que sea posible.

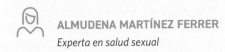

ALMUDENA MARTÍNEZ FERRER
Experta en salud sexual

PILAR: Sexo en el climaterio. ¿Las mujeres con menopausia cambian su actividad sexual? ¿Se practica menos? ¿A qué se debe? ¿Qué recomendarías a las mujeres en esta etapa de su vida?

ALMUDENA: Esta es de las revoluciones que ya están aquí. Las generaciones anteriores abandonaban la vida sexual después de tener hijos; piensa que los cuerpos tampoco se cuidaban tanto y había menos esperanza de vida. Hoy en día, vivimos más años y queremos tener calidad de vida y mantener nuestra sexualidad activa todo el tiempo que podamos.

Sigue habiendo mucho tabú con el tema de la edad y cada vez hay más mujeres mayores que reivindican su espacio y su placer.

Además, ahora las mujeres tienen más decisión de compra y pueden elegir que quieren cuidar más esa parte de su vida. Esto es revolucionario.

P: ¿Cómo influye el sexo a partir del climaterio, de la menopausia...? ¿Lo sienten más, no cambia, el clítoris envejece...?

A: El clítoris no envejece y nuestras vulvas van cambiando a lo largo de toda la vida, como el resto del cuerpo. Los labios menores siguen creciendo, al igual que el escroto.

¿Qué pasa cuando estamos en ese momento? Los niveles de progesterona y estrógenos descienden, normalmente las paredes de la vagina se vuelven más delgadas y menos rugosas, y es habitual que perdamos facilidad para lubricar. Bienvenido el lubricante.

P: ¿Qué pasa en el climaterio con nuestro orgasmo?

A: Cada una tenemos un orgasmo distinto y, además, nuestro orgasmo va a cambiar a lo largo de nuestra vida. Es muy probable que el orgasmo que tenías siendo adolescente o mujer adulta sea muy distinto al que tienes hoy.

El orgasmo cambia y, además, no necesariamente a peor; es decir, pensamos «me voy a volver vieja y todo va a ser horrible», y en este caso no es en absoluto así.

A partir de los cuarenta una mujer se conoce más a sí misma, conoce mejor su cuerpo y se siente más liberada. De ahí hacia arriba.

Me siento afortunada de haber podido pasar tiempo entrevistando a mujeres representativas de la sexología en Estados Unidos que habían vivido la revolución sexual de los años sesenta. La mayoría me decían que, a partir de los sesenta, ya te conoces y estás de vuelta de todo.

Si consigues mantener tu sexualidad con buena salud y sigues conectada contigo misma, vas a envejecer teniendo más placer del que has tenido nunca.

P: ¿Hay algún truco para llevar mejor la menopausia?

A: Existe la sensación de que envejecer conlleva que todo vaya a peor.

Es verdad que tenemos que mantener el cuerpo más activo de forma consciente, pero también tenemos más cabeza.

La gente que corre maratones lo hacen, sobre todo, hacia los cuarenta años, no tantos los corren con veinte. Generalmente, cuando llegas a la menopausia lo que se te ha ido del cuerpo ha ido a parar a la cabeza, y sabes muy bien en qué punto te encuentras. Llegar a la menopausia bien, con buena calidad de vida, bien alimentada, bien dormida, respetando tu cuerpo, tus tiempos, conectando con tu sexualidad... Ahora tenemos más información que nunca, sabes lo que te va a pasar.

Sabes que va a haber un descenso de estrógenos y progesterona, tus ciclos van a cambiar, es muy probable que tu cuerpo se hinche, etc. Entonces, vamos a preparar todo el camino.

En San Francisco entrevisté a Carol Queen, la escritora que acuñó el término *sex-positive* y abrió el primer *sex shop* enfocado para mujeres, Good Vibrations.

Cuando la entrevisté tenía cincuenta y ocho años y hablábamos de esos cambios que vivimos las mujeres a lo largo de los años. Como ella se había considerado una mujer muy sexual y, sobre todo, muy deseante, se sorprendía de que su deseo estuviera apagado y no se reconocía.

Ya sabemos, entonces, que eso es probable que suceda.

Hay que observar la información que nos da el cuerpo y no desconectarnos de él. No dejes nunca de aprender. Es posible que pasemos un tiempo con menos deseo, pero eso no significa que no vaya a volver. Escucharnos a nosotras mismas, mantenernos alerta para no desconectarnos es la clave para ir adaptándonos a los cambios que experimentamos estando bien con nosotras mismas.

DR. JAVIER GARCÍA CAMPAYO
Psiquiatra y experto en mindfulness

PILAR: ¿Hay alguna diferencia o algún aspecto en el que haya que hacer hincapié para mejorar la calidad psicológica de las mujeres que entran en la menopausia, en el climaterio, y no caer en cuadros depresivos?

DR. GARCÍA: Las mujeres en ese período presentan algunas características especiales, como cambios en la imagen corporal, tendencia al aumento de peso, sofocos, etc. Los programas de mindfulness específicos para este período hacen más hincapié en la aceptación de las sensaciones corporales, en el afecto hacia uno mismo o en mindfulness aplicado a los hábitos alimentarios. En este período, el mindfulness es especialmente útil para afrontar mejor estos cambios corporales y mejorar la calidad de vida del individuo.

RAFAEL SANTANDREU
Psicólogo y autor de éxito

PILAR: Muchas mujeres, cuando entran en el climaterio y, posteriormente, en la menopausia, sufren cambios hormonales. ¿Cómo se las puede ayudar para que puedan adaptarse fácilmente a estos cambios en su cuerpo?

RAFAEL: En este caso, hay un pequeño complejo que lleva a muchas mujeres a pensar que ya no son jóvenes. Esto les marca de una manera muy radical, casi de un mes o de un año para otro, de forma simbólica, y te indica que ya estás en otra liga. Aquí la solución es darte cuenta de que la juventud no da la felicidad, nunca lo ha hecho y nunca lo hará.

Hay mucha gente mayor inmensamente feliz. Cada una de esas personas son la prueba de que la felicidad no depende de que tengas una edad u otra. La felicidad depende:

· De que no te quejes.
· De valorar lo que tienes a tu alrededor.

Si tú no te quejas y valoras todo lo que te rodea, serás feliz tanto si eres joven como si eres mayor. Si no lo haces, igualmente serás infeliz tengas la edad que tengas.

CUIDAR NUESTRO CUERPO

MARIBEL Y MYRIAM YÉBENES
Expertas en tratamientos estéticos

PILAR: Una vez que la mujer entra en el período del climaterio, ¿deben cambiar sus rutinas de belleza? ¿Tiene que hacer más incidencia en algún aspecto?

MARIBEL Y MYRIAM: El climaterio es un período de transición que se prolonga durante años, antes y después de la menopausia, como consecuencia del agotamiento ovárico, asociado a una disminución en la producción de estrógenos y a que pierde con los años la capacidad para producir hormonas, folículos y ovocitos.

Entre otros signos, la mujer va a enfrentarse a dos situaciones: un aumento de grasa localizada en la zona de abdomen o los brazos, y mayor flacidez, normalmente muy visible en la zona del óvalo facial. Además hay otros, como mayor sequedad, sensibilidad cutánea o hiperpigmentación.

Sabiendo que esto va a suceder, es conveniente administrar tratamientos intensivos antes de llegar a esta etapa de la vida para evitar lo máximo posible tanto la grasa acumulada como la falta de elasticidad y firmeza. También recomendamos llegar con bajo peso, ya que luego el cuerpo se ralentiza y hay mayor dificultad para perderlo.

DR. J. BAYÓN
El doctor Bayón es especialista en Medicina Estética Facial y Control del Envejecimiento

PILAR: Cuando las mujeres entran en el período de climaterio notan, por lo general, muchos cambios a nivel hormonal y estético, ¿cómo puede ayudarlas la medicina estética? ¿Es suficiente o recomendarías alguna intervención quirúrgica?

DR. BAYÓN: Empezando por las intervenciones quirúrgicas, yo creo que son más una opción personal para corregir un problema o un factor del envejecimiento. Por ejemplo, si tienes un grado de flacidez muy elevado y estás dispuesta a hacerte un lifting, háztelo, pero no todo el mundo está dispuesto a hacerse un lifting, aunque tenga un nivel de flacidez muy elevado. También podemos poner el ejemplo de las bolsas: si tienes muchas bolsas y quieres y estás dispuesta a hacerte una cirugía, es la manera más correcta de eliminarlas, pero no todo el mundo quiere pasar por un quirófano para corregirse algo. El tema de la cirugía es algo que creo que no tiene edad ni tiene recomendación como tal porque es algo muy personal, como una operación de pecho o una rinoplastia. No necesitas esperar a ser mayor si tú, alrededor de los veinte años, ya tienes claro que quieres hacerlo y puedes disfrutar más de ello. No creo que esto tenga nada que ver con el tema del climaterio, la menopausia, etc.

Cuando empiezan el climaterio, la premenopausia, la menopausia y la posmenopausia, lo que las mujeres notan, evidentemente, es un bajón hormonal y empiezan a verse defectos que a lo mejor ya estaban ahí, pero que ahora cada vez se hacen más evidentes. La bajada de estrógenos perjudica mucho al estado de la piel, que se seca, se parte más, se vuelve más flácida ... Entonces, por supuesto, la medicina estética no quirúrgica puede ajustar esos cambios que la mujer está notando. ¿Cómo? Pues con ácido hialurónico a nivel de hidratación, dando más elasticidad a la piel y con hialurónico de relleno reticulado para trabajar los labios y prevenir el código de barras», que empieza a notarse por esa pérdida de elasticidad y de hidratación. También corrigiendo pómulos que parece que empiezan a caerse por acción de la flacidez, corrigiendo con toxina botulínica las arrugas de expresión... Todos estos tratamientos, que valen también para gente más joven, son fantásticos para mujeres que empiezan con el climaterio, ya sea premenopausia, posmenopausia o menopausia propiamente dicha. Aun así, lo que más van a necesitar en este momento, sobre todo, es mucha hidratación, dar mucha elasticidad y jugosidad a la piel. Las sesiones de vitaminas e hidratación con hialurónico no reticulado, no de volumen, son unas de las mejores bazas a nivel facial.

A nivel corporal habría que trabajar, sobre todo, la celulitis, la flacidez... Son aspectos que deben trabajarse desde distintos ángulos, no solo con controles de dieta y nutrición, sino trabajando el drenaje linfático para tratar toda esa retención de líquidos que puede haber, esos depósitos de grasa que empiezan a colocarse en zonas en las que antes no había grasa natural, trabajándolos con inyecciones locales de mesoterapia, con presoterapia, etc.

Para las mujeres en esta época de climaterio, la medicina estética, tanto facial como corporal no quirúrgica, puede aportar mucho. Ese momento, en el que de por sí la mujer puede estar un poco más decaída de ánimos, puede ser el perfecto para introducirse en el mundo de la medicina estética y apoyarse en los tratamientos que pueden mejorar su calidad de vida, que es lo que se pretende con ellos.

PABLO PÉREZ
Experto en cuidado capilar

PILAR: Y en el climaterio o la menopausia, ¿qué ocurre con el pelo?

PABLO: Como norma general se van perdiendo estrógenos cuando las mujeres van cumpliendo años. Cuando la mujer llega a la menopausia ya no menstrúa y esto hace que el nivel de estrógenos disminuya sensiblemente.

La mujer pierde estrógenos y esto cambia calidad del cabello.

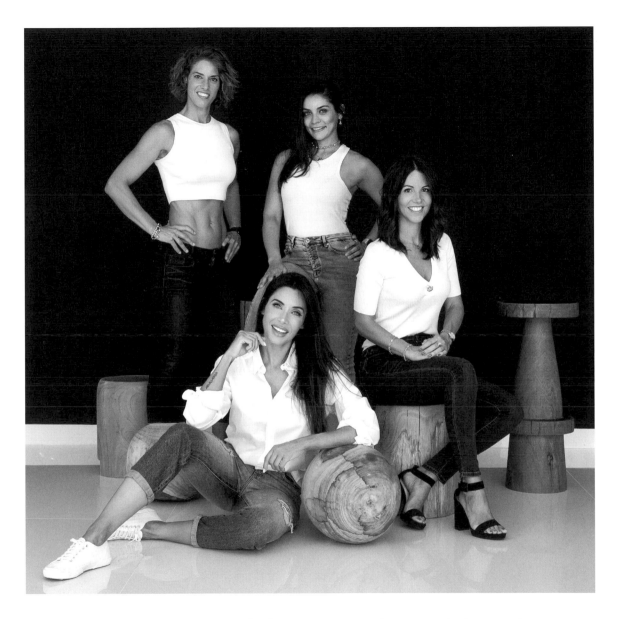

Queremos agradecer a todas las personas que, de manera desinteresada,
han participado en este proyecto, y en especial a Pilar de Pedro y María Fernández Bravo
con las que realizamos los vídeos y las sesiones fotográficas.

Chicas, ¡a seguir entrenando!

Pilar Rubio

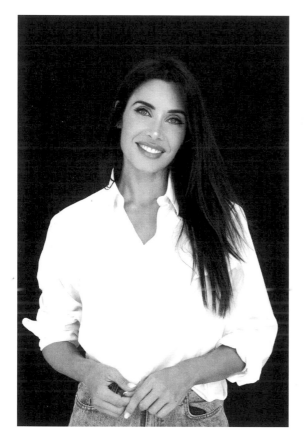

Comunicadora con alma rockera, **Pilar Rubio** es uno de los rostros más populares y queridos del panorama nacional. Desde 2014 colabora con una sección semanal en *El Hormiguero 3.0* y en 2022 será jurado de *El desafío*, el formato que surge de su sección de retos y que se emitirá en horario estelar en Antena 3.

Mamá de cuatro hijos, su mayor reto ha sido siempre compaginar su vida profesional y su vida personal. Dedicar tiempo de calidad a la educación y cuidado de sus hijos y ser su mejor versión profesional y personalmente.

En Instagram, es la presentadora con más seguidores (6,5 millones), esos que siguen día a día sus aficiones como la moda y el deporte y ven cómo entrena, cocina, se divierte o tunea ropa.

Pilar da lo mejor de sí misma en cada proyecto y, en su segundo libro, que llega tras vender cuatro ediciones del primero, no iba a ser menos. Pilar se entrega en cuerpo y alma y enseña todo lo aprendido en años de buscar el bienestar total.

Elisa Blázquez

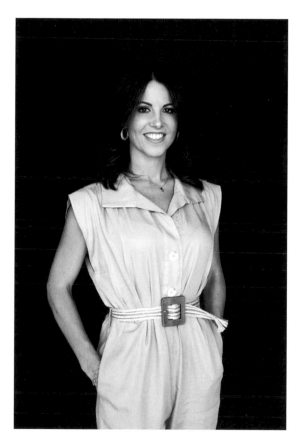

Elisa Blázquez es nutricionista clínica, especializada en inmunonutrición, salud digestiva, microbiota intestinal y coaching. Con más de diez años de experiencia clínica, ha liderado equipos de nutrición integrativa en la prevención de salud y en el abordaje multidisciplinar de patologías crónicas.

Es divulgadora y formadora. Colabora con medios de comunicación como Televisión Española y revistas como *Hola*, *Living*, *Telva*, *Cool* y otras. Sus conferencias en YouTube, en especial sobre nutrición antiinflamatoria, son conocidas fuera y dentro de España.

https://tunutricionistaintegrativa.com

Caroline Correia

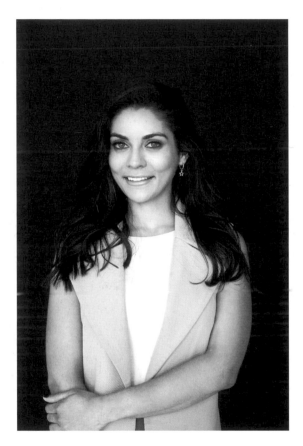

Caroline Correia es brasileña y se licenció en Fisioterapia por la Universidad Christus de Fortaleza, en Brasil. Su interés por especializarse en la salud de la mujer, la llevó a cursar un Máster en Técnicas Avanzadas para Mujeres en la Universidad Europea de Madrid. Además, Caroline posee varias titulaciones en el área de uroginecología y obstetricia.

Actualmente se dedica a trabajar la preparación física durante el embarazo, la preparación al parto y la rehabilitación posparto y del suelo pélvico con sus pacientes.

Es directora de Fisio Fit Mujer:
www.fisiofitmujer.com

Noe Todea

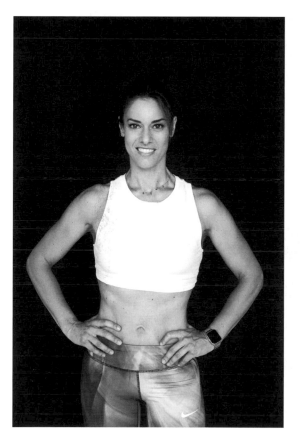

NOE TODEA es entrenadora personal con muchos años de experiencia. Tras su paso por el programa de televisión *El hormiguero* en 2014 comenzó a trabajar con Pilar Rubio a la que entrenó en cada uno de sus cuatro embarazos. Su especialización en el método pilates, entrenamiento funcional y poblaciones especiales le proporcionó la habilidad de ponerse en el lugar de las personas que quieren cuidarse. Colabora, además, con las revistas *SportLife*, *El Mundo Zen*, *Clara*, *Mujer de Hoy* o *Women's Health*, entre otras, donde divulga sobre salud, actividad física y bienestar.

Es autora del libro *Entrénate con Noe Todea*, traducido también al italiano.

DR. MARIO ALONSO PUIG

Mario Alonso Puig es médico, cirujano, conferenciante y escritor. En numerosas ocasiones ha hablado sobre liderazgo, gestión de la incertidumbre, estrés, creatividad, comunicación, salud, bienestar y felicidad en congresos, universidades, hospitales, empresas e instituciones de más de treinta países de los cinco continentes.

BEGOÑA AZNÁREZ URBIETA

Es psicóloga y psicoterapeuta certificada por la EFPA (European Federation of Psychologists' Associations), además de clínico-consultor EMDR. Presidenta del Instituto para el Desarrollo y la Aplicación de EMDR (IDAE) y de la Sociedad Española de Medicina Psicosomática y Psicoterapia, Begoña Aznárez Urbieta es especialista en Psicoterapia con niños y adolescentes.

DR. JULIÁN BAYÓN DÍAZ

Licenciado en Medicina y Cirugía, es especialista en Medicina Estética Facial y Control del Envejecimiento. Ejerce, además, de ponente en foros nacionales e internacionales de Medicina Estética. www.clinicabayon.com @dr.julianbayon | @clinicabayon

DR. DIEGO GARCÍA-BORREGUERO

Diego García-Borreguero es neurólogo y uno de los principales expertos internacionales en neurología del sueño. Formado en la Universidad de Navarra, continuó su especialización durante más de diez años en el Instituto Max-Planck de Múnich (Alemania) y en los National Institutes of Health en Bethesda (Estados Unidos), antes de trabajar para la Fundación Jiménez Díaz de Madrid. Desde 2005 dirige en esta misma ciudad el Instituto del Sueño (www.iis.es). A través de este centro, Diego García-Borreguero se dedica a la educación médica de posgrado en Europa, Estados Unidos, Asia y Latinoamérica.

MARIBEL Y MYRIAM YÉBENES

Maribel Yébenes estudió en la prestigiosa academia Jean D'Stress antes de fundar en 1984 el centro de estética y belleza que lleva su nombre y que se ha convertido en una referencia de la belleza médica en España.

Myriam Yébenes es licenciada en Derecho y Empresariales por la Universidad San Pablo CEU y amplió su formación en diferentes técnicas en los centros de estética y belleza más prestigiosos de Estados Unidos, Francia y Reino Unido, además de estudiar Enfermería en la Universidad Europea de Madrid. En marzo de 2005 se incorporó a la firma de belleza médica Maribel Yébenes. Actualmente, es su directora, además de ejercer de directora del área de Desarrollo de Producto.

ALMUDENA MARTÍNEZ FERRER

Licenciada en Humanidades por la Universidad San Pablo CEU de Madrid y la Universidad de Friburgo, Suiza, es experta en sexualidad humana, educación sexual y la —hasta ahora— única facilitadora certificada de Bodysex™en Europa. Tiene, además un máster en PNL (Programación Neuro-Lingüística) por la Society of NLP y es miembro de AES (Asociación Española de Sexología), Women of Sex Tech y WAS (World Association for Sexual Health). Ha fundado Bread and Sex, proyecto de investigación y sexualidad de ámbito mundial. Desde hace más de diez años, colabora con distintos medios de comunicación y conduce un programa semanal sobre sexualidad en Cadena Ser.

DR. JUAN PEÑAS Y CARMEN PEÑAS

Cirujano plástico licenciado en Medicina y Cirugía por la Universidad Autónoma de Madrid, es miembro de la Sociedad Española de Cirugía Plástica, Reparadora y Estética. En 1983, junto con su mujer, Carmen Pérez, enfermera, fundó su clínica de cirugía plástica y estética. También es miembro numerario de la International Society of Aesthetic Plastic Surgery (ISAPS) y ha participado en numerosas publicaciones científicas en revistas nacionales y extranjeras como *Cirugía Plástica Ibero-Latinoamericana*. Carmen Peñas es enfermera instrumentista en el Hospital San Rafael y coordinadora de Cirugía Plástica y Medicina Estética en la Clínica Peñas.

PABLO PÉREZ

Es fundador de Hair & More Premium Salon, centro especializado en peluquería y estética, y ha sido ganador de los premios internacionales AIPP en 2016 y 2017, así como nominado en otras cuatro ocasiones. Sus trabajos pueden verse en las portadas de las revistas más importantes del sector a nivel nacional e internacional.

ISABEL RODRÍGUEZ

Empresaria, fundadora y CEO de la marca registrada IRB Laser Systems con el instituto de belleza medicoestético IRB Institute, fundado en 2001, y IRB Laser Systems. Creado en 2011, IRB Laser Systems es el proyecto más ambicioso de Isabel Rodríguez: se trata de una empresa fabricante y exportadora de dispositivos láser y aparatología estética a más de siete países. Muy recientemente, y debido al éxito de las formaciones que ofrece la empresa y los acuerdos para titulaciones oficiales, en 2021 funda la IRB Laser Training Academy.

DR. JAVIER GARCÍA CAMPAYO

Javier García Campayo trabaja en el Servicio de Psiquiatría del Hospital Miguel Servet de la Universidad de Zaragoza y es, además, coordinador del Máster de Mindfulness.

BIBLIOGRAFÍA

ACOG Committee Opinion n.º 549, «Obesity in pregnancy», *Obstetrics & Gynecology*, n.º 121, (2013), pp. 213-217.

ACOG Committee Opinion n.º 650, «Physical Activity and Exercise During Pregnancy and the Postpartum Period», The American College of Obstetricians and Gynecologist, vol. 126, n.º 6 (diciembre de 2015).

American College of sports Medicine. Exercise during pregnancy.

Anderson, A. J., «Efectos del ciclo menstrual sobre la resistencia espiratoria durante la realización de ejercicios corporales totales en mujeres», Canadá, Universidad Wilfrid Laurier (Waterloo), 2007. Disponible en: <http://www.g-se.com/ artículos/atícela.php?pid=1118>

Artal, R., «The role of exercise in reducing the risks of gestational diabetes mellitus in obese women», Best Practice & Research Clinical Obstetrics & Gynaecology n.º 146, (2015), pp. 961-965.

Baracho, E., Baracho, S. M., Almeida, L., «Adaptações do sistema musculoesquelético e suas implicações», en E. Baracho, Fisioterapia aplicada à obstetrícia, uroginecologia e aspectos de mastologia, 4.ª ed. Río de Janeiro, Guanabara Koogan, 2007, pp. 34-41.

Beck, R. P., McCormik, S., Nordstrom, L., «A 25-year experience with 519 anterior colporrhaphy procedures». Obstetrics & Gynecology, vol. 78, n.º 6 (1991), pp. 1011-1018.

Benjamin, D. R., Van de Water, A. T. M., Peiris C. L., «Effects of exercise on diastasis of the rectus abdominis muscle ni the antenatal and post natal periods: systematic review», Physiotherapy (2014) vol. 100, n.º 1, pp. 1-8 .

Bento de Lima, J., Sá Vieira, E., Pereira, K., Freitas, A. C., «Disfunção sexual e fatores associados relatados no período pós-parto», Acta Paulista de Enfermagem, vol. 27 (2014), pp. 573-578.

Berman, B., Pérez, O. A., Konda, S., Kohut, B. E., Viera, M. H., Delgado, S., et al., «A review of the biologic effects, clinical efficacy, and safety of silicone elastomer sheeting for hypertrophic and keloid scar treatment and management», Dermatologic Surgery, vol. 33, n.º 11 (2007), pp. 1291-1302; discussion 302-303.

Bø, K., Talseth T, Holme I., «Single blind, randomised controlled trial of pelvic floor exercises, electrical stimulation, vaginal cones, and no treatment in management of genuine stress incontinence in women». British Medical Journal (1999), pp. 318-487.

Bouchard C., Labrie F., DeRoga S. L., Girard, G., et al., «Effect of intravaginal dehydroepiandrosterone (DHEA) on the female sexual func on in postmenopausal women: ERC-230 open- label study», Hormone Molecular Biology and Clinical Investigation, vol. 25, n.º 3 (2016), pp. 181-190.

Bump, R. C., Mattisson, A., Bø, K., Brubaker, L. P., et al., «The standardization of terminology of female pelvic organ prolapse and pelvic floor dysfunction». American Journal of Obstetrics & Gynecology, vol. 175 (1996), pp. 10-17.

Ceydeli, A., Rucinski, J. Wise, L. «Finding the best abdominal closure: an evidence-based review of the literatureliteratura»., Current Surgery, vol. 62 (2005), pp. 220-225.

Chernoff, W. G., Cramer, H., Su-Huang, S. «The efficacy of topical silicone gel elastomers in the treatment of hypertrophic scars, keloid scars, and post-laser exfoliation erythema», Aesthetic Plastic Surgery, vol. 31, n.º 5 (2007), pp. 495-500.

Chi, A., Oliveira, A. V. M., Ruh, A. C., Schleder, J. C., «O uso do linfotaping, terapia combinada e drenagem linfática manual sobre a fibrose no pós-operatório de cirurgia plástica de abdome», Revista Brasileira de Fisioterapia, vol. 17, n.º 3 (2016), pp. 197-203.

Coldron, Y., Stokes, M., Newham, D., Cook, K., «Postpartum characteristics of rectus abdominis on ultrasound imaging». Manual Therapy, n.º 13 (2008), pp. 112-121.

Dalal, K., Kaur,A., Mitra, M., «Correlation between diástasis rectus abdominis and lumbopelvic pain and dysfunction». Indian Journal of Physiotherapy & Occupational Therapy vol 8, n.º 1 (2014), pp. 210-214.

De Lancey, J. O. L., Kane Low, L., Miller, J. M., Patel, D. A., Tumbarello, J. A., «Graphic integration of causal factors of pelvic floor disorders: an integrated life span model», American Journal of Obstetrics and Gynecology, vol. 199, n.º 6 (2008), pp. 610.e1-5.

De Mattos, T., Matsuoka, P., Baracat, C., Haddad, J.-«Urinary incontinence in female athletes: a systematic review». International Urogynecology Journal, vol.29, n.º 12 (2018), pp. 1757-1763.

DeLancey, J. O. L., Kane Low, L., Miller, J. M., Patel, D. A., et al., «Graphic integration of causal factors of pelvic floor disorders: an integrated life span model», American Journal of Obstetrics & Gynecology, vol. 199, n.º 6 (2008), pp. 610.e1-5.

Dumoulin, C., Cacciari, L., Hay-Smith, E. C., «Pelvic floor muscle training versus no treatment, or inactive control treatments, for urinary incontinence in women». Cochrane Database of Systematic Reviews Issue 10 (2018) [Acceso 24 de febrero de 19] <doi: 10.1002/14651858.CD005654.pub4>.

Dusek, T., «High intensity training and menstrual cycle disorders in athletes», International Journal of Sport Medicine, n.º 5 (2004) pp. 37-38.

Evenson, K. R., Mottola, M. F., Owe, K. M., Rousham, E. K., et al., «Summary of International Guidelines for Physical Activity Following Pregnancy», Obstetrical and Gynecological Survey, vol. 69, n.º 7 (2014), pp. 407-414.

Fleming, N., Newton, E. R., Robert, J., «Changes in postpartum perineal muscle function in women with and without episiotomies», Journal of Midwifery & Women's Health, vol. 48 (2003), pp. 53-59.

Fonseca, E., Fernández, J. M., De la Torre, C., Querol, I., Moreno, J. C., en representación del Grupo de Trabajo del Estudio Nevus, «Prevención de secuelas cicatriciales de la extirpación de lesiones cutáneas benignas:

estudio multicéntrico, prospectivo, abierto y controlado que compara un gel de silicona y láminas de silicona en 131 pacientes con nevos melanocíticos», Piel: Formación continuada en dermatología, vol. 22, n.º 9 (2007), pp. 421-426.

Gilleard, W.L., Brown, J.M., «Structure and function of the abdominal muscles in primigravid subjects during pregnancy and the immediate postbirth period», Physical Therapy vol. 76, n.º 7 (1996). pp. 750-762.

Gold, M. H., Foster, T. D., Adair, M. A., Burlison, K., Lewis, T., «Prevention of hypertrophic scars and keloids by the prophylactic use of topical silicone gel sheets following a surgical procedure in an office setting», Dermatological Surgery, vol. 27, n.º 7 (2001), pp. 641-644.

Grosse, D.,Sengle, J., Rééducation périneale, París, Masson, 1998.

Hamar, B. D., Saber, S. B., Cackovic, M., Magloire, L. K., Stær-Jensen, J., Siafarikas, F., Hilde, G., Benth, J.Š., et al., «Postpartum recovery of levator hiatus and bladder neck mobility in relation to pregnancy», Obstetrics & Gynecology, vol. 125 (2015), pp. 531-553.

Hamar, B. D., Saber, S. B., Rosenberg, V. A., Buhimschi, I. A. and Buhimschi, C. S., «Ultrasound evaluation of the uterine scar after cesarean delivery: a randomized controlled trial of one- and two-layer closure», Obstettrics & Gynecology, vol. 110 (2007), pp. 808-813.

Joyner, M. J., «Physiological limits to endurance exercise performance: influence of sex», Journal of Physiology, (28 de diciembre de 2016).

Lee D., Hodges, P., «Behavior of Tee Linea Alba During a Crul-up Task in Diastasis Rectus Abdominis: an Observational Study». Journal of Orthopaedic & Sports Physical Therapy, vol. 46, n.º 7 (2016) pp. 580-589.

Liaw L.J., Hsu M.J., Liao C.F., Liu M.F., Hsu A.T., «The relationships between Pascoal A. G., Dionisio S., Cordeiro F., Mota, P., «Inter-rectus distance ni postpartum women can be reduced by isometric contraction of the abdominal muscles: a preliminary case-control study», Physiotherapy, n.º 100 (2014), pp. 344-348. <http://dx.doi.org/10.1016/j.physio.2013.11.006>

Lozano, E., Márquez, V., Moya, J. M., Alarcón, R., «Cambios en la sexualidad durante la menopausia», Atención Primaria, vol. 45 n.º 6 (2013), pp. 329-330.

McDonald, E. A., Gartland, D., Small, R., Brown, S. J., «Frequency, severity and persistence of postnatal dyspareunia to 18 months post partum: A cohort study», Midwifery, vol. 34 (2016), pp. 15-20.

McNeil, J., «The Effects of Menstrual Cycle Phases and Adiposity on Energy Balance in Women», Canadá, Universidad de Ottawa; 2011 Disponible en: <http://search.proquest.com/docview/1365701400?accountid=172684> Mimi Leong, M. D., Linda, G., Philips, M.D., «Cicatrização», en Courtney M. Townsend Jr. M. D. et al., Sabiston - tratado de cirugía, 17.ª ed., Madrid, Elsevier, 2005, pp. 183-207.

Oltra, E., González, C., Mendiolagoitia, L., Sánchez, P., «La piel: Generalidades y procesos de reparación», en Suturas y cirugía menor para profesionales de enfermería, 2.ª ed. Madrid, Editorial Médica Panamericana, 2008, pp 31-45.

Physical Activity Guidelines for Americans, Department of Health and Human Services, Washington, 2008.

Reimers, C., Siafarikas, F., Stær-Jense, J., Cvancarova Småstuen, M., et al., «Risk factors for anatomic pelvic organ prolapse at 6 weeks postpartum: a prospective observational study», International Urogynecology Journal vol. 30 (2019) pp. 477-482.

Reimers, C., Siafarikas, F., Stær-Jense, J., Cvancarova Småstuen, M., et al., «Risk factors for anatomic pelvic organ prolapse at 6 weeks postpartum: a prospective observational study». 30 de enero de 2018.

Robertson, E. G., «The natural history of edema during pregnancy». Journal of Obstetrics and Gynaecology of the British Commonwealth, n.º 78 (1971), pp. 520-529.

Sancho, M. F., Pascoal A. G., Mota. P., Bø, K., «Abdominal exercises affect interrectus distance ni postpartum women: a two-dimensional ultrasound study», Physiotherapy n.º 101 (2015), pp. 286-291.

«The Relationships between inter-recti distance measured by ultrasound imaging and abdominal muscle function in postpartum women: a 6-month follow-up study», Journal of Orthopaedic & Sports Physical Therapy, vol. 41, n.º 6 (2011), pp. 435-443.

Triviño-Juárez, J. M., Romero-Ayuso, D., Nieto-Pereda, B., Forjaz, M. J., et al., «Resumption of intercourse, self-reported decline in sexual intercourse and dyspareunia in women by mode of birth: A prospective follow-up study», Journal of Advanced Nursing, vol. 74 (2017), pp. 637-650.

Usandizaga y De La Fuente, Obstetricia y ginecología, Madrid, Editorial Marbán, 2010.

Walker Chao, C, De Cortes Simarro, M., «Anatomía descriptiva y funcional de la cavidad abdominopelviana», en C. Walker Chao, Fisioterapia en obstetricia y uroginecología. 2.ª ed. Elsevier, Barcelona (2013), pp. 213-247.

Walker Chao, C., de Cortes Simarro, M., «Fisioterapia en obstetricia», en C. Walker Chao, Fisioterapia en obstetricia y uroginecologia. 2.ª ed., Barcelona, Elsevier, 2013, pp. 213-247.

Zanchet, M.A., Del Vecchio, F.B., «Efeitos da bandagem kinesio tapingTM na recuperação de hematoma. Decorrente de distensão durante a prática do tênis: um estudo de caso», en Anais do XVII Congresso Brasileiro de Ciências do Esporte e IV Congresso Internacional de Ciências dos Esporte, Porto Alegre, CONBRACE, 2011.

ÍNDICE TEMÁTICO

Los números en *cursiva* corresponden a las ilustraciones

Papel certificado por el Forest Stewardship Council®

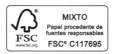

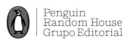
Penguin
Random House
Grupo Editorial

Papel certificado por el Forest Stewardship
Primera edición: noviembre de 2021

© 2021, Pilar Rubio, Caroline Correia, Noemí Todea, Elisa Blázquez
© 2021, Adrián Madrid, por las fotografías de Pilar Rubio, Caroline Correia, Noemí Todea,
Elisa Blázquez, Pilar de Pedro y María Fernández
© 2021, Vicente Ramírez, por las fotografías en las páginas 22 arriba, 28, 29, 30, 126 y 134-138
© 2021, Ramon Lanza, por las ilustraciones
© 2021, Penguin Random House Grupo Editorial, S.A.U.
Travessera de Gràcia, 47-49. 08021 Barcelona

Printed in Spain — Impreso en España

ISBN: 978-84-18055-18-8
Depósito legal: B-15155-2021

Maquetación: Roser Colomer
Impreso en Índice, S. L. (Barcelona)

DO 5 5 1 8 8